UNIVERSALE
ECONOMICA
FELTRINELLI / SAGGI

PAOLA
SANTAGOSTINO

Guarire con una fiaba

Usare l'immaginario per curarsi

Prima edizione nell'"Universale Economica" – SAGGI
marzo 2006
Settima edizione marzo 2017

Stampa Nuovo Istituto Italiano d'Arti Grafiche - BG

ISBN 978-88-07-88268-5

Introduzione

"C'era una volta..."

"C'ero una volta io, tanto tanto tempo fa..." che un giorno mi aggiravo per casa come un leone in gabbia. Stavo male, questo era certo, ma non riuscivo a capire che cosa avessi. Non mi era successo niente di particolare, nulla di diverso dal solito, e allora che cos'era quell'inquietudine senza motivo, quell'andare avanti e indietro come se stessi cercando qualcosa che non trovavo, quel "senso di urgenza" di non sapevo che cosa?

Non ci capivo nulla. Non ricordo proprio come mi sia venuto in mente di inventare una fiaba.

Ho inventato una fiaba piena di personaggi: c'era la Principessa di Luce e il Principe delle Tenebre, che molto si amavano, ma facendo parte di regni incompatibili non avrebbero mai potuto coronare la loro unione...

A quel tempo ero una ragazzina, non facevo certo parte degli "addetti ai lavori" nel campo psicologico, non sapevo nulla di simbolismo e di archetipi, ma ricordo molto bene il coinvolgimento emotivo che quell'immaginario mi aveva suscitato. La mia fiaba si arrestava in circostanze drammatiche e non trovava soluzione: l'amore infelice, l'impossibilità di realizzarlo, l'impossibilità dei protagonisti di dimenticarsi, di lasciarsi, di liberarsi... insomma una tragedia!

Era anche una situazione piuttosto buffa e paradossale: sembrava che per me, in quel normale pomeriggio di prima estate, il risolvere la storia del Principe delle Tenebre e della Principessa di Luce fosse una questione di vita o di morte. Non vedevo perché me ne dovesse importare tanto, ma mi sentivo così completamente coinvolta nella vicenda che ho passato ore e ore di travaglio emotivo alla ricerca di una felice conclusione della mia fiaba.

La soluzione è giunta che era già sera inoltrata: una soluzione piena, soddisfacente, che lasciava tutti tranquilli e ben sistemati nella loro nuova posizione. E io, con l'animo di chi ha portato a termine chissà quale eroica impresa, me ne sono andata a dormire in pace.

L'esperienza si sarebbe probabilmente conclusa lì, non lasciandomi altro che il vago ricordo di un raptus di "follia fiabesca", se non fosse accaduto nei giorni successivi che mi piovessero alla mente intuizioni d'ogni genere, e delle più proficue. Tanti piccoli problemi di varia natura che avevo lasciato accumulare, perché per quanto ci ragionassi sopra non ne vedevo proprio la soluzione, ora improvvisamente trovavano una risposta ed era una risposta così semplice e ovvia che mi stupivo di non averla pensata prima...

Che cosa mi era successo? Le risposte, le soluzioni, le "idee geniali" ora non mi si presentavano come il frutto di lunghe e faticose riflessioni, ma come dei lampi improvvisi di intuizione. Per il momento tenni semplicemente ben presente l'accaduto, riservandomi di ripetere eventualmente l'esperimento in futuro se mai ce ne fosse stato bisogno.

La mia prima *applicazione terapeutica* della tecnica dell'inventare una fiaba è avvenuta molti anni più tardi. A quel punto invece lavoravo già da tempo nel campo della medicina psicosomatica. Era la mia attività professionale quotidiana il trattamento dei disturbi psicosomatici mediante la psicoterapia. Ma quando si ammalò un mio carissimo amico mi ritrovai con le mani legate: come professionista vedevo benissimo le componenti simboliche del suo disturbo, ma data la stretta relazione di amicizia non potevo intervenire personalmente come psicoterapeuta, e la sua situazione fisica stava peggiorando di giorno in giorno...

Così tentai, quasi a fondo perso, la "via della fiaba": gli suggerii di inventare una fiaba sul momento, così come gli veniva, poi semmai ne avremmo parlato insieme.

La cosa assolutamente stupefacente di quella sua fiaba, ai miei occhi, era che conteneva anche una perfetta trasposizione in immagini del *meccanismo fisico* con cui si esplicava la sua malattia. C'è da sottolineare che l'amico in questione era del tutto digiuno di conoscenze mediche o psicologiche, quindi si poteva escludere del tutto ogni sua intenzionalità di inserire degli elementi ad hoc. Aveva inventato una fiaba e basta. Per quanto lo riguardava non vedeva alcun nesso tra la sua fiaba e la sua malattia, né con la sua situazione di vita più in generale (come non ne avevo visti io in quel lontano pomeriggio d'estate tra me stessa e la Principessa di Luce o il Cavaliere delle Tenebre).

L'aspetto più affascinante del metodo della fiabazione è che permette di accedere ad abissi di "conoscenze sconosciute", per così dire. Inventando una fiaba diamo volto (e voce) a processi interiori profondi, che nella vita di tutti i giorni restano celati alla nostra coscienza, eppure una parte di noi sa...

In quell'occasione (tramite la fiaba inventata dall'amico), ebbi modo di notare che la "risoluzione della fiaba", ovvero il farla uscire dallo stato drammatico di impasse in cui inizialmente anche la sua fiaba si arrestava, aveva degli *effetti diretti sul funzionamento organico*. Non solo era avvenuto anche per lui quel fenomeno di "stimolazione dell'intuizione" che produceva effetti positivi sulla situazione psicologica e relazionale in generale, ma era avvenuto un fenomeno di stimolazione dei processi di autoguarigione, dato che nel suo caso c'era una malattia fisica in corso.

Da questa scoperta all'*introduzione della fiaba tra le mie tecniche di terapia psicosomatica* il passo è stato breve e naturale e in tutti gli anni successivi ne ho costantemente verificata l'efficacia.

1. Innanzitutto la fiabazione è utilissima come *strumento conoscitivo*, sia per il terapeuta sia per il paziente. Infatti permette di comprendere certe dinamiche profonde con una notevole rapidità e ricchezza di elementi. Se

consideriamo l'intera fiaba come una rappresentazione completa, in termini figurati e simbolici, delle dinamiche interiori del soggetto che la produce, possiamo vedere subito quali sono gli elementi costituenti, quali le relazioni di alleanza o di opposizione, quali le forze su cui contare e gli ostacoli da superare, quali processi vanno compiuti e quali pericoli evitati.

2. Inoltre il solo fatto di rappresentare simbolicamente con una fiaba la propria situazione ha un immediato *effetto terapeutico*, perché avvicina dei processi profondi in corso, spesso inconsci e a volte anche corporei, alla coscienza e ne facilita così la comprensione e la gestione.

3. Oltretutto l'immaginario costituisce un meraviglioso *campo di esperimento*, illimitato e innocuo, delle possibili soluzioni ai problemi. A livello immaginario si possono inventare, provare e riprovare, infiniti percorsi, seguendoli fino alle loro estreme conseguenze alla ricerca delle modalità più appropriate di gestione di una difficoltà, senza incorrere nei danni e nei pericoli che un esperimento reale comporterebbe.

Nel corso degli anni *ho esteso l'utilizzo della tecnica di fiabazione alla soluzione di problemi della più varia natura*, uscendo ampiamente dall'ambito dei disturbi organici. Ho verificato che il metodo è utilizzabile anche per facilitare la soluzione di problemi relazionali, affettivi, emotivi, lavorativi ed è applicabile efficacemente al "problem solving" aziendale.

In effetti, considerando la fiaba nei suoi tre momenti tipici:

- della presentazione del problema
- della crisi
- della soluzione

essa costituisce di per sé un perfetto strumento di "problem solving" e può essere applicata, con le dovute e necessarie modifiche, a qualunque ambito e ordine di problemi.

Ma torniamo un attimo all'applicazione della fiaba

nella terapia dei disturbi organici. In anni di pratica clinica sono emerse lentamente, attraverso l'analisi di centinaia e centinaia di fiabe di pazienti, alcune *correlazioni stabili* che possono fare ipotizzare un legame simbolico preferenziale tra certi organi e/o funzioni e certe immagini simboliche.

Alcune immagini/organo sono di più facile interpretazione. Per esempio, ho notato che chi soffre di disturbi del ritmo cardiaco facilmente inventa fiabe in cui giocano un ruolo determinante i cavalli. Perché proprio i cavalli? Probabilmente il simbolismo del cavallo, con la sua carica di energia istintuale, ma forse soprattutto con la sonora cadenza del suo galoppo, si presta particolarmente bene a rappresentare le alterazioni del ritmo cardiaco, le "sgroppate" e le "impennate" di un cuore che fa le bizze.

Altre correlazioni, che pure tendono a ripetersi, sono più difficili da comprendere. Uno dei miei sogni è quello di iniziare la costruzione di una sorta di "mappa" dei significati simbolici delle figure che compaiono nelle fiabe correlati alle funzioni organiche. Sarebbe ovviamente un lavoro che dovrebbe coinvolgere molti ricercatori, perché per individuare correlazioni stabili (partendo da evidenze cliniche e non da speculazioni intellettuali) occorre una mole veramente notevole di materiale clinico. Può anche essere abbastanza facile scoprire "la fiaba del cuore che non funziona bene", ma che dire della fiaba del pancreas o della milza che non funzionano bene? Sarebbe comunque, a mio parere, un lavoro di enorme interesse.

Dicevo che alla tecnica della fiabazione ho dato, negli anni, numerose ulteriori applicazioni.

L'ho utilizzata come *metodo per favorire l'autoguarigione,* per sviluppare la consapevolezza e la creatività. In questo senso si tratta di un metodo utilizzabile da chiunque, personalmente e senza alcuna controindicazione, per facilitare la soluzione dei propri problemi, ma anche semplicemente per sviluppare ed espandere la funzione immaginativa, per mantenere viva e attiva quella parte creativa della nostra mente che tende ad atrofizzarsi se viene troppo trascurata a favore del lavorio incessante della sfera razionale.

A questo scopo ho istituito gruppi, seminari e workshop per un pubblico allargato. In un breve seminario non è certo possibile fare una terapia, ma è possibile trasferire uno strumento, una tecnica che può venire usata su se stessi, con i dovuti accorgimenti, e può portare notevoli benefici.

Un altro indiscusso campo di applicazione della tecnica della fiabazione riguarda la *fiaba per i bambini*. Ho avuto molte interessanti esperienze di lavoro, sia con i bambini sia con i genitori, gli insegnanti e gli operatori che ci vivono più a contatto, esperienze che mi hanno mostrato quanto possa essere proficuo sviluppare tale campo di applicazione. Questo lavoro ha prodotto anche un libro[1] dedicato ai genitori che vogliono raccontare fiabe ai loro bambini e agli insegnanti che intendono usarle a scuola.

Questo libro invece raccoglie alcuni concetti fondamentali relativi alla struttura della fiaba, al simbolismo delle figure che ricorrono più frequentemente, all'applicabilità del metodo della fiabazione nella terapia dei disturbi psicosomatici e alla sua possibilità di essere usato personalmente come strumento di aiuto alla guarigione.

Tutte le fiabe riportate come esempio sono *fiabe inventate da pazienti* che avevano una malattia in atto. Ognuna di quelle fiabe corrisponde a un percorso di vita e a un percorso di guarigione. Le fiabe riportate sono il prodotto finale: sembrano scorrere fluide, naturali e anche veloci, ma la loro elaborazione ha comportato un percorso più lento, che aveva i suoi tempi naturali, un percorso fatto anche di momenti drammatici e di stasi sofferte.

A tutti "i veri autori" di quelle fiabe va il mio ringraziamento, il mio più sincero affetto e il ricordo di un tratto di cammino che abbiamo fatto insieme. Grazie...

[1] *Come raccontare una fiaba... e inventarne cento altre*, Red Edizioni, Como 1997.

Capitolo 1

La fiaba per tutti

L'origine delle fiabe si perde nella notte dei tempi. Prima dell'introduzione della scrittura l'intero patrimonio culturale di un popolo si perpetuava per *trasmissione orale*. I vecchi del villaggio "raccontavano" ai giovani tutta la loro esperienza, e tutta l'esperienza dei loro padri e dei loro nonni. Trasmettevano così non solo il bagaglio di informazioni tecniche fino ad allora acquisito, ma anche quel complesso culturale fatto di credenze religiose, di pratiche rituali, di interpretazioni del mondo, che era stato lentamente elaborato nei secoli precedenti.

Nella trasmissione orale primitiva il mito, la leggenda, la fiaba, il racconto, si intrecciavano inesorabilmente e si compenetravano con gli elementi della visione religiosa, della tradizione rituale e dell'istruzione tecnica. Ritroviamo così gli stessi temi nella descrizione mitica delle origini del villaggio, nelle leggende delle gesta dei suoi eroi, come nelle indicazioni pratiche per compiere le operazioni quotidiane più comuni: il giovane pellerossa imparava che i mocassini di pelle di bisonte andavano cuciti in quella determinata maniera e non in un'altra, ma ciò acquistava ai suoi occhi *un senso* che andava ben oltre la semplice indicazione pratica, perché era collegato al racconto delle gesta del grande eroe della sua tribù, che salvò il suo popolo chiedendo al Dio Bisonte cento pelli e ne cucì tante scarpe da usare nel lungo viaggio verso la terra in cui potersi stabilire. La visione religiosa del Dio Bisonte, la leggenda dell'eroe e del suo mitico viaggio, i rituali propiziatori per la caccia, le usanze migratorie e le istruzioni pratiche sulla manifattura degli abiti si fondono in un complesso di significati che si richiamano l'un l'altro.

Nessuno poteva dire da dove fosse sorta la tal leggenda, nessuno poteva ricordare chi per la prima volta l'avesse raccontata. Il nome dell'autore reale era di ben poca importanza, finiva dimenticato con il tempo, confuso con altri, infine completamente cancellato. L'origine dei racconti spesso infatti veniva attribuita alle divinità locali che, direttamente o per voce dei Grandi Saggi, avevano donato agli uomini le perle della conoscenza. In realtà oltre che impossibile non è neppure molto significativo cercare di individuare l'autore reale di un racconto, nel momento in cui esso ha permeato tanto la cultura di un popolo da diventarne patrimonio collettivo. L'attribuzione di paternità di alcuni racconti a un Dio può anche essere un falso storico, ma rispecchia molto bene il fatto che il contenuto del racconto, per potersi tanto diffondere e radicare da divenire parte della cultura collettiva, deve scaturire da quelle profondità dell'inconscio che travalicano i confini dello strettamente soggettivo. I "grandi racconti", quelli che si perpetuano nel tempo, non riflettono comunque le tematiche più specificamente individuali dei loro autori, ma al contrario quelle più generali, che interessano l'umanità tutta, che riguardano quell'"essere uomo" che ci accomuna, al di là delle distanze geografiche o temporali.

Nella trasmissione orale primitiva il mito, la leggenda e la fiaba trovavano posto insieme, all'interno della trasmissione del patrimonio culturale. Era *fiaba per tutti* dunque, fiaba per adulti, per vecchi e per bambini: fiaba per l'intero popolo. La trasmissione non avveniva infatti di norma in forma individuale o casuale: l'intero villaggio si raccoglieva attorno ai Grandi Vecchi, che davano inizio alle narrazioni. E questo momento rituale costituiva il cuore della vita intellettuale e spirituale dell'intera tribù.

Le *trascrizioni*, già di molto successive, ci riportano parte di questo enorme patrimonio di miti, di fiabe e di leggende elaborati in tutti i luoghi del mondo. Gli scritti sono stati poi raccolti, persi e ritrovati nel corso dei secoli, tradotti e ritradotti, rielaborati nel passaggio tra lingue e culture diverse. Hanno subito influenze, commistioni e divulgazioni, per cui oggi la distinzione precisa tra miti, leggende e fiabe è oggetto di studi specifici.

Quello che mi preme qui sottolineare è l'*universalità* dei temi principali ricorrenti nei miti, nelle leggende, nelle parabole e nelle fiabe, che si intrecciano con la storia degli albori delle religioni, come già da tempo è stato ben rilevato da molti studiosi: si vedano per esempio i lavori di Károly Kerényi, James G. Frazer, Mircea Eliade, Claude Lévi-Strauss e di moltissimi altri.

È proprio sull'*universalità* dei simboli ricorrenti nei sogni dei suoi pazienti, quanto nei miti e nei riti dell'umanità intera, che Carl Gustav Jung ha strutturato la teoria degli "archetipi" e dell'"inconscio collettivo".

Marie-Louise von Franz apre il suo libro *Le fiabe interpretate* scrivendo: "Le fiabe sono l'espressione più pura e semplice dei processi psichici dell'inconscio collettivo" e più oltre: "Il linguaggio della fiaba sembra essere il linguaggio internazionale di tutta l'umanità, di tutte le età e di tutte le razze e le civiltà". La fiaba di Cenerentola, per esempio, con il suo tema della scarpina perduta che permette di ritrovare l'amata, comparve secondo Bruno Bettelheim per la prima volta in forma scritta in Cina, durante il nono secolo a.C., e aveva già una lunga storia alle spalle. In una raccolta di favole e racconti dell'Egitto faraonico, a cura di Aldo Troisi, la fiaba *La fortuna di Rodopi* è considerata la più antica versione conosciuta della fiaba di Cenerentola. Lo sposo è il faraone Psammetico I, fondatore della XXVI dinastia, vissuto dal 663 al 609 a.C.

Antica Cina... Egitto faraonico... secoli e secoli a.C.

Le fiabe sono già state studiate e a fondo, da molti punti di vista: storico, antropologico, letterario, psicoanalitico, sociologico, linguistico, artistico... Questo libro non intende essere un'enciclopedia, né può riferire tutto quanto è già stato scritto sul tema delle fiabe, intende invece dare un'idea chiara e precisa dell'applicabilità del metodo della fiabazione al trattamento dei disturbi organici e accennare alla sua possibile estensione alla soluzione di problemi di più varia natura.

Proprio per questo motivo ho dovuto circoscrivere il campo di che cosa intendo in questo testo per "fiabe", definendo dei criteri base semplici che le rendano utilizzabili come strumento operativo. Con fiabe alludo a quelle che vengono generalmente classificate come "fiabe di magia", per distinguerle dalle "favole" a fine di insegnamento morale, o dalle fiabe di costume o di animali.

Per l'utilizzo della fiabazione come strumento di "problem solving" occorrono fiabe che finiscano bene, e per la precisione che contengano i tre momenti fondamentali della:

– presentazione di un problema
– elaborazione
– soluzione.

La struttura della fiaba

Molti interessantissimi studi sono già stati svolti sulla struttura delle fiabe, scendendo nei dettagli degli schemi che più di sovente ricorrono nei loro intrecci narrativi: basti citare a questo proposito i famosi lavori di Vladimir Jakolevic Propp sulla morfologia della fiaba e sulle radici storiche dei racconti di fate.

Per poter applicare il più agevolmente possibile la tecnica della fiabazione come strumento operativo in campo clinico, ho focalizzato l'attenzione su *tre fasi* fondamentali della fiaba, che indico come:

– *L'inizio della fiaba*. La fiaba si apre presentando un certo numero di personaggi e *un determinato equilibrio* (che di solito mostra già la sua precarietà).

– *La crisi*. È la fase centrale della fiaba, in cui il *problema* che ne costituisce il nocciolo si presenta in tutta la sua chiarezza: si definisce chi è il/la protagonista, qual è il problema da risolvere, chi sono gli alleati su cui contare, chi sono i nemici da combattere e si sviluppano narrativamente tutte le forme di soluzione.

– *La conclusione*. La fiaba si conclude con: "e tutti vissero felici e contenti..." raffigurando un *nuovo equilibrio*, più stabile e soddisfacente rispetto a quello di apertura.

Le fiabe si possono, in questo senso, intendere come dei *percorsi di passaggio* che conducono da un certo tipo di equilibrio, divenuto instabile, a un nuovo equilibrio "temporaneamente" più stabile.

I personaggi della fiaba

Anche per quanto riguarda i vari personaggi della fiaba e la loro funzione nell'insieme del racconto, per gli stessi motivi di applicabilità pratica del metodo della fiabazione come strumento terapeutico, ho ridotto la suddivisione a tre categorie:

– *Protagonista*. Colui/colei che deve compiere l'impresa.

– *Alleati*. Persone, animali o oggetti più o meno fatati, che aiutano il protagonista nel compimento della sua opera.

– *Nemici*. Persone, oggetti, difficoltà e circostanze, che ostacolano il protagonista nella realizzazione della sua impresa.

Il metodo

In molti e interessantissimi lavori svolti negli ultimi decenni utilizzando le fiabe, è il terapeuta o il conduttore colui che racconta la fiaba al paziente/cliente, come parte della terapia o della consulenza (mi riferisco, per esempio, ai bellissimi lavori di Alba Marcoli o dei molti autori che si sono ispirati alla PNL, la Programmazione Neuro-Linguistica).

Nella mia metodologia invece chiedo al paziente/cliente stesso di "inventare" una fiaba, di crearla lui sul momento.

È proprio questa produzione personale e originale dell'immaginario di un certo soggetto, in un certo momento, ciò che mi permette poi di cogliere gli elementi simbolici che raffigurano i processi interiori dell'inventore, le sue difficoltà, i suoi conflitti, i suoi disturbi fisici, i suoi punti di forza e le potenzialità latenti, e di farne così uno strumento utilizzabile nel corso della psicoterapia.

Spesso, non sempre, *il racconto si arresta*, durante quella che prima ho definito "fase della crisi". Ovvero la narrazione della fiaba si interrompe in un momento drammatico e non riesce ad andare avanti verso il lieto fine.

In questi casi, e solo qualora lo stato di impasse si protragga a lungo, opero degli interventi di "facilitazione". *Non suggerisco mai soluzioni* o sviluppi al racconto.

Riassumo qui di seguito questi interventi di facilitazione, senza entrare in dettagli tecnici perché la mia scelta di quale tipo di intervento privilegiare è di volta in volta diversa, e deriva da considerazioni di tipo psicoanalitico ricavate dal contesto della relazione terapeutica in corso.

Gli interventi di facilitazione

Alcuni degli interventi che possono facilitare il superamento della fase critica della fiaba consistono nel:

– suggerire la comparsa di un aiutante;

– invitare il soggetto a "guardarsi intorno" nell'immaginario, per vedere se vi trova spunti per proseguire la narrazione;

– fare raccontare la "storia all'indietro" di tutti i personaggi presenti nella fiaba al momento dell'impasse.

Questi interventi, più ovviamente il tempo, le elaborazioni personali del paziente tra una seduta di fiabazione e l'altra, il resto del lavoro terapeutico, nonché gli spunti offerti dagli eventi che avvengono nella sua vita privata al di fuori della terapia, sono stati finora sufficienti a fare sì che la fiaba inventata uscisse dall'impasse e *trovasse il suo lieto fine*. Questo cammino immaginario ha prodotto risultati positivi a diversi livelli: fisico, emotivo, mentale e relazionale.

Il più delle volte ho volutamente evitato di indicare immediatamente al paziente le correlazioni che vedevo tra le vicende della fiaba e la sua storia personale, e soprattutto "prima" che la fiaba si fosse conclusa bene. Ho privilegiato questa strada perché ho notato che il mantenere la produzione immaginativa libera da collegamenti stretti con il reale ne facilita un dispiegamento spontaneo, e non la carica subito di tutte le angosce e le difese che susciterebbe il vedere le analogie tra la fiaba e la situazione personale, soprattutto prima che se ne sia prefigurata una via di superamento.

Ritengo che sia il *movimento immaginativo stesso* il fulcro dell'azione terapeutica della fiabazione. In questo senso ho utilizzato le fiabe con i pazienti sia come strumento conoscitivo sia come azione terapeutica in sé.

Questo libro

Questo libro è strutturato in modo da offrire al lettore:

– una breve sintesi dei *significati simbolici* generali delle figure più frequentemente ricorrenti nelle fiabe: il principe, la principessa, la matrigna, la strega, il cattivo, la fata, gli animali, i paesaggi, così che il lettore possa poi seguire più facilmente la dinamica delle fiabe riportate nei casi clinici. Per l'approfondimento dei significati simbolici delle varie figure esistono innumerevoli testi di studio (sono citati in bibliografia a fine volume), per esempio tutti i lavori di Gaston Bachelard sulla psicoanalisi del fuoco, dell'aria, dell'acqua, o di Gilbert Durand sulle strutture simboliche dell'immaginario, di James G. Frazer o Károly Kerényi e Carl Gustav Jung;

– alcuni *elementi base* sulla struttura della fiaba; sulle relazioni tra l'immaginario e il corpo; e tra salute, malattia e terapia, che permettano al lettore di comprendere come mai la semplice invenzione di una fiaba possa avere degli effetti terapeutici così significativi;

– alcuni *esempi di fiabe inventate da pazienti* e corredate dai relativi casi clinici, in cui il lettore possa vedere chiaramente i nessi tra la fiaba inventata e la situazione di vita di colui che l'ha inventata;

– alcune semplici *istruzioni* per poter applicare il metodo della fiabazione su se stessi e degli accorgimenti per farlo senza alcun danno e con il massimo beneficio.

Altri vantaggi della fiabazione

Utilizzando questo metodo di fiabazione si possono anche ricavare altri *elementi preziosi di informazione* su se stessi, riguardanti la fase di vita che si sta attraversando e le difficoltà e le opportunità a essa connesse:

– se la fiaba inventata riguarda un/una protagonista che deve procurarsi innanzitutto i mezzi di *sopravvivenza*, come accade per esempio nelle fiabe di bambini abbandonati nel bosco, il compito, per così dire, di quella fase della propria vita riguarda la strutturazione di solide basi dell'Io, della propria autonomia personale e della fiducia in se stessi;

– nel caso la fiaba abbia come scopo il convolare a *felici nozze*, riguarda in genere il tema dell'integrazione delle proprie parti femminili e maschili, il risolvere delle dicotomie e dei conflitti interiori che si riflettono poi anche nei rapporti con gli altri;

– quando la fiaba indica specificamente come compito la sola acquisizione di una qualche *capacità superiore* o il superamento di qualche prova in sé, si riferisce di solito a un cammino di crescita interiore in senso stretto.

Il *tipo di fiaba* che a seconda del periodo inventiamo ci dice "dove siamo" in quella fase della nostra vita e quale è il compito che ci troviamo ad affrontare in quel momento.

Si tratta di "imprese", di compiti, di prove e di esperienze che si ripresentano più e più volte nella vita, sia quando non sono state superate in pieno, sia quando lo sono state ma ora si ripropongono a un livello diverso e più avanzato, come in un ciclico ritornare delle stagioni.

La fiaba è come un ciclo vitale: finito uno ne comincia un altro, finito l'inverno ritorna la primavera, ma finita l'estate ritornerà l'inverno...

"Vissero felici e contenti" è il lieto fine di un *piccolo ciclo vitale,* ma poi: "Dopo un po' che stavano vivendo felici e contenti, successe che..." e un'altra fiaba comincia, con tutte le sue peripezie e le sue avventure.

È il ciclo della vita stessa che ci sorride.

Capitolo 2

Il bambino e la fiaba[1]

Ancora nel Seicento la fabulazione era considerata una nobile forma di attività per adulti. Fu lo sviluppo esasperato del razionalismo che relegò la fiaba ai confini della vita intellettuale, in un indefinito luogo della Terra degli Artisti. La "visione razionale della realtà" non lasciava spazio alle "chimere dell'illusione" e il futuro luminoso della ragione venne contrapposto al passato oscuro nelle tenebre dell'ignoranza. Dall'universo scientifico dell'età dei Lumi, l'attività fantastica fu bandita come inadatta a una mente adulta e capace di affrontare la realtà mediante le facoltà razionali. La fiaba decadde pian piano a fatuo passatempo per vecchi e bambini: troppo giovani o troppo anziani per pensare.

La struttura mentale del bambino

È vero che *un bambino è troppo piccolo per "pensare"*, per pensare nei termini logico-razionali a cui generalmente ci riferiamo quando indichiamo questa funzione.

La *struttura mentale del bambino* non ha l'ampio potere di astrazione di quella adulta: è perfettamente in grado di

[1] Questo capitolo è tratto dal mio libro *Come raccontare una fiaba... e inventarne cento altre*, cit., di cui ringrazio l'editore per avermi consentito di riutilizzarlo in questa sede. Quel testo è dedicato specificamente all'uso della fiaba con i bambini.

costruire catene associative per immagini, ma è ancora poco adatta a elaborare concetti astratti e a collegarli tra di loro mediante dei nessi logici.

Il bambino si affaccia al mondo, un mondo nuovo a lui totalmente sconosciuto, e cerca di ordinare gli stimoli che da esso gli provengono costruendosi una *mappa di significati stabili*. Il bambino ha un bisogno vitale di queste "mappe", che gli permettono di attribuire al dato sensoriale un significato.

La fase infantile dei "perché...?" è una delle tappe di questo percorso.

"Mamma, perché il fuoco brucia?"

Domanda difficile per un adulto, che anche conoscendo benissimo i fenomeni di combustione non utilizza più la modalità conoscitiva del "perché".

Chiedere il *perché* non è chiedere il *come*.

L'adulto sa bene come avvenga il fenomeno, ma che cosa può dire del perché? Il "perché" implica una ricerca del significato e non delle modalità di realizzazione dell'evento. Il "perché" è una domanda che riguarda lo scopo, il fine, il senso generale del processo: è una domanda metafisica.

La mente adulta razionale, e con essa la scienza, si è occupata di scoprire "come" avvengano i fenomeni, e su questo terreno ha acquisito una mole di informazioni veramente ammirevole, ma si è via via allontanata dalla ricerca dei "perché", che assume sempre un vago sentore di domanda religiosa o filosofica. Lo scienziato sa dire come siamo vivi, ma che può dire del perché siamo vivi? Non è il suo campo. Mentre sono proprio queste le domande che il bambino pone.

"Mamma perché il fuoco brucia?"

"Perché è caldo."

"E perché è caldo?"

"Perché il legno si consuma e fa energia."

"E perché fa energia?"

Dialogo tra sordi. Gli adulti sono irritati da questa ricerca esasperata dei "perché, perché, perché?"[2] che li mette in difficoltà, ponendo quesiti a cui spesso neanche loro sono in grado di rispondere. Le domande dei bambini restano così senza una vera risposta, finché la rassegnazione interviene a cambiare il corso della loro esplorazione.

Le spiegazioni logico-razionali sono completamente inintelligibili per un bambino piccolo, che non dispone ancora di alcuna delle categorie basilari per poterle recepire.

Così "l'energia" diventa un omino verde che mangia il legno e sputa il fuoco.

"Mamma perché c'è il vento?"

"Perché l'aria si sposta tra le zone di alta pressione e quelle di bassa pressione."

Ah! "Zone di alta o di bassa pressione" diventano formule magiche, che evocano regni potenti, attraverso cui il Signor Vento cavalca di gran carriera sul suo destriero alato e chissà perché ha tanta fretta, ma meglio non chiedere ancora, altrimenti la mamma si scoccia.

Gli adulti credono di fornire un'informazione completa ed esauriente quando spiegano in termini razionali a un bambino come avvengono i fenomeni naturali. Ma il bambino non può capire queste "spiegazioni". Esse rimangono nella sua mente come formule magiche, che ripeterà come meglio potrà all'occasione.

Parole, per il bambino parole vuote di significato in sé, ma importanti solo e proprio per ciò che l'adulto meno sospetta: per il loro valore magico! Le spiegazioni logiche degli adulti diventano per i bambini piccoli "formule magiche", incontestabili, non passibili di critica, non comprensibili nel loro contenuto, ma significative per la fonte da cui provengono.

"Me l'ha detto il mio papà!"

"...E a me la mia mamma!"

Ciò che conta alla fin fine è il confronto di potere tra "gli stregoni" che le hanno pronunciate!

[2] Su questo tema ho scritto un successivo libro *Come rispondere ai perché dei nostri bambini*, Red Edizioni, Como 1998.

Il mondo magico

La fiaba parla dei perché, la fiaba parla sempre del significato di ciò che accade.

"...Il principe va in fondo al mare a cercare l'anello di diamanti, perduto dal vecchio re, per poter così sposare la bella principessa dalle trecce d'oro..."

Come riesca il principe ad andare in fondo al mare senza bombole è assolutamente irrilevante per il bambino, né si chiede come mai gli anelli dei re finiscano sempre in luoghi improbabili o come vengano stabilite queste strane clausole per i matrimoni. Per il bambino è evidente che il principe andrà a cercare l'anello in fondo al mare perché vuole sposare la principessa, e l'aiuto miracoloso del Pesciolino dorato è quasi scontato: il *mondo fatato* che a lui è tanto familiare funziona così. Nelle fiabe gli animali parlano, parlano le piante e parlano gli oggetti. Il Re del Mare è un signore barbuto che vive sott'acqua, il Sole è un dio guerriero che cavalca nel cielo, la Luna è una pallida dama coperta di perle e di questo paradossalmente il bambino non chiede mai il perché. Che ogni elemento del mondo circostante sia animato, che le bisacce parlino e gli elefanti volino, per il bambino piccolo è naturale e non ha bisogno di alcuna spiegazione.

Possiamo una volta tanto chiederci noi adulti il perché di questo. Perché questo mondo fatato è il mondo in cui il bambino piccolo vive quotidianamente, è il mondo definito della "magia primitiva" in cui si sono mossi tutti i popoli agli albori della specie e in cui si muovono ancora tutti gli individui agli albori della loro esistenza. È un mondo che tutti conosciamo, anche se non tutti ricordiamo di averci vissuto da piccoli. È un mondo in cui ogni cosa è animata: gli oggetti parlano, gli animali e le piante anche, e tutti agiscono secondo una logica e perseguendo un fine. È anche un mondo di battaglie, di lotte, di vittorie e di sconfitte drammatiche.

Risolvere i problemi

Le fiabe presentano sempre un problema. Nella fiaba per definizione tutto finisce bene, ma non tutto va sempre bene! È vero il contrario. È tipico delle fiabe iniziare presentando una situazione che funge solo da rapida introduzione al dramma in cui presto si troverà immerso il protagonista: i principi devono sempre compiere imprese impossibili o verranno uccisi, le principesse sono vittime indifese di crudeli malefici, i bambini sono prigionieri di streghe che li ingrassano per mangiarseli.

La fiaba conduce il bambino per mano fuori da queste tremende situazioni. Il valore della fiaba risiede proprio in ciò: nella sua capacità di presentare in termini immaginari, quindi facilmente comprensibili a un bambino, una situazione drammatica di grave conflitto, di possibile tragedia, e nell'indicarne la via d'uscita. La fiaba presenta il problema e la soluzione del problema, e tutto questo nell'unico linguaggio accessibile a un bambino: quello della fantasia.

Le fiabe sono piene di bambini: bambini abbandonati da soli nel bosco, bambini angariati da matrigne crudeli, bambini non amati, bambini non voluti, bambini sperduti... I bambini delle fiabe disobbediscono sempre ai divieti, aprono tutte le porte che dovevano restare chiuse, lasciano tutte le vie su cui avrebbero dovuto camminare, vanno sempre esattamente dove non sarebbero dovuti andare. In questo modo le fiabe parlano al bambino dei problemi con cui ha quotidianamente a che fare: l'abbandono, il disamore, la solitudine, la disobbedienza, la paura...

E nelle fiabe i bambini vincono. Sopravvivono nonostante genitori abbandonici, matrigne cattive, streghe crudeli, vincono contro figure minacciose e molto più potenti di loro: le fiabe sono per loro la voce della speranza.

D'altra parte nelle fiabe non ci sono solo bambini: ci sono ragazzi, ci sono giovani, adulti e vecchi. Attraverso le vicende dei protagonisti le fiabe preannunciano le future tappe dell'esistenza, con le difficoltà che si potranno presentare e le maniere in cui superarle. In questo senso le fiabe sono per i bambini un corso completo di formazione alla vita.[3]

Non è un caso che i bambini amino particolarmente *una certa fiaba in un determinato periodo* e vogliano sentire sempre e solo quella: la ascoltano e la riascoltano e non si stancano mai di sentirsela raccontare, le altre fiabe non li interessano. In quel momento quella è la "loro fiaba", quella che parla del problema che al momento li riguarda. Cambieranno fiaba preferita quando cambieranno momento evolutivo.

L'abitudine di raccontare fiabe ai bambini si va un po' perdendo a favore di un'informazione più tecnica, razionale e realistica. Si trascura così il fatto fondamentale che *il bambino non è un adulto in miniatura*: è un bambino! La realtà che lui vive è una realtà prevalentemente simbolica e le spiegazioni che hanno più senso per lui sono le spiegazioni per immagini.

Abbandonare i racconti di fiabe significa abbandonare la migliore via di accesso a quel mondo fantastico in cui il bambino è immerso, significa privarlo di un supporto utile, anzi indispensabile, per affrontare e risolvere le sue angosce...

La fiaba di Babele

Babele racconta:

> C'è un Bambino Piccolo che è perso nel bosco, dopo trova una casa, ma dentro non c'è la luce, e arriva un Uomo, lo mangia e muore.

Babele è un bimbo di poco più di tre anni, che non riesce più a dormire da solo. Ha un'estrema difficoltà ad ad-

[3] Su come aiutare il bambino a svilupparsi serenamente ho pubblicato il libro *Come crescere un bambino sicuro di sé*, Red Edizioni, Novara 2000.

dormentarsi: i genitori passano ore e ore con la luce accesa, tenendolo per mano, prima che si assopisca. Di lì a poco si sveglia urlando, in preda a incubi notturni. L'unica soluzione è portarlo nel lettone, con mamma e papà e luce accesa, ma anche così il bimbo si sveglia ripetutamente con crisi di panico.

Pure non era così fino a tre mesi prima: ha sempre dormito tranquillamente nella sua stanzetta, non ha mai avuto difficoltà, né paure.

Il linguaggio di Babele è ancora piuttosto limitato, non si riesce a capire che cosa gli sia accaduto, né che cosa lo spaventi tanto. Non ci sono stati dei grossi cambiamenti nella sua situazione, né in famiglia né all'asilo, eppure anche lì è diventato più chiuso e nervoso, ha scoppi improvvisi di pianto e paure ingiustificate.

C'è un'unica traccia: in coincidenza con l'inizio degli incubi notturni di Babele, sono comparse delle grosse zone colorate di nero nei suoi disegni, la forma è indefinita e chiedendogli che cosa raffigurano, il bambino risponde: "Non lo so".

Comincio a lavorare con Babele a partire dalla sua fiaba. Gli chiedo come mai il Bambino Piccolo era perso nel bosco.

"Come mai il Bambino Piccolo era perso nel bosco?"

"Era perso perché era buio."

Il Bambino Piccolo della fiaba era andato nel bosco (e qui non si capisce bene) con la mamma, o con il papà, o con tutti e due, o con qualcun altro, poi si era voltato e non c'era più nessuno.

"Non c'erano più e non si vedeva niente, era buio."

"Ha chiamato, ha gridato, ha cercato aiuto?"

"No."

Poi il Bambino Piccolo ha visto la casa. Da fuori era illuminata ed è andato là. Ma dentro era di nuovo tutto buio e così è rimasto paralizzato.

"Poi ha sentito il rumore dell'Uomo e dopo era morto."

Quale che sia la realtà oggettiva, c'è stato un momento

nel vissuto di Babele in cui "i genitori non c'erano" e lui si "sentiva perso" ed "era buio".

In questi casi non ha molto senso fare grandi ricerche sull'accaduto reale. Ci sono molti momenti in cui a un'osservazione esterna, nel vissuto degli adulti o dei genitori, non sta accadendo proprio nulla di particolare, mentre nel vissuto emotivo del bambino scatta "qualcosa" che scatena una reazione di abbandono e di profonda paura. È inutile cercare la realtà oggettiva di un "trauma", che può consistere in un evento che ai genitori è passato del tutto inosservato, mentre per il bambino è stato un fenomeno devastante. C'è comunque il suo essersi sentito "solo e perso".

In quel momento il panico e la richiesta di aiuto non sono stati espressi: il Bambino Piccolo della fiaba non ha gridato o pianto o fatto nulla. Non c'è neppure traccia di un eventuale moto di rabbia per la disattenzione dei genitori.

Anche Babele non ha manifestato mai alcuna rabbia o richiesta esplicita ai genitori e non chiede aiuto. Anche di notte non è lui che chiede l'aiuto dei genitori, sono loro che glielo offrono.

Nella fiaba tutto si focalizza sul concetto di *buio* o *luce*. Il Bambino Piccolo vede una casa che da fuori è illuminata: è un appiglio, una speranza. Tutta la fiaba si gioca sul concetto di luce o buio, di casa, di perso. Il Bambino Piccolo della fiaba si muove verso la luce... la casa... ma subito sopraggiunge un'altra delusione: dentro alla casa c'è ancora il buio e lui è di nuovo solo e perso. Non ha più un "verso dove" muoversi, e infatti rimane paralizzato.

Chi può dire qui, nel caso di un bimbo piccolo come Babele e che si esprime con un linguaggio particolarmente sconnesso, che cosa abbia costituito nella realtà quest'illusione e poi delusione: la luce, la speranza, la casa, che poi dentro si rivela buia.

In più ora nella fiaba arriva l'Uomo...

Dell'Uomo il Bambino Piccolo sente solo "il rumore", non ha alcuna immagine visiva. Ma d'altra parte come potrebbe vedere se c'è buio?

Tutti i problemi del bambino si sono concentrati su questo concetto di buio, di solitudine, di paura, di rumori terrificanti e di minacce invisibili. È proprio quello che accade nella realtà: la notte lo spaventa, al buio non può dormire. Anche all'asilo, osservando bene, le crisi di panico di Babele avvengono proprio nel momento in cui "si fa il buio" per il pisolino pomeridiano. Il bambino è paralizzato nel suo problema. Anche la "paralisi" fa pensare al sonno e riporta al buio. È solo di notte che Babele trova terrificanti i rumori di casa: forse "l'Uomo" è nei suoi sogni o forse nelle sue fantasie sui rumori di casa.

Cerco di sollecitare una via di uscita a livello immaginario nella fiaba, una qualche soluzione migliore rispetto al finire mangiato dall'Uomo nero.

"Babele, immagina che il Bambino Piccolo chiami aiuto e che arrivi qualcuno."

"Ok. Urla e arriva la nonna."

La nonna è una figura molto positiva nel vissuto reale di Babele, che le è molto legato, anche se lei non vive in casa con la famiglia.

"E allora?"

"Allora arriva la nonna e urla dietro all'Uomo, che scappa e poi tornano a casa."

Bene. Una soluzione c'è, almeno a livello immaginario.

Propongo alla famiglia, per un breve periodo, di tenere la nonna qualche volta in casa loro di notte e di vedere che cosa succede se si ferma a dormire con il bambino. E il miracolo accade: quando c'è la nonna Babele riprende a dormire. Decidiamo di seguire questa strada per un po' di tempo: la nonna resta spesso a dormire con Babele, finché pian piano la situazione ritorna alla normalità.

Non siamo mai riusciti a sapere che cosa fosse successo prima, ma "dopo" il bambino ha cessato di avere disturbi. Come ben si vede in questo caso la chiave di volta per la soluzione del problema è stata offerta dall'immaginario: l'indicazione vincente è venuta fuori dalla fiaba e dalla sua nuova soluzione.

È molto facile lavorare con i bambini usando le fiabe,

se hanno voglia di collaborare. La tecnica consiste nell'offrire stimoli e non nel suggerire direttamente soluzioni, che probabilmente sarebbero inadatte perché provengono da un'altra persona e per di più adulta. È più utile sollecitare il bambino stesso a cercare soluzioni a livello immaginario. Gli interventi più efficaci si sono rivelati quelli del tipo: "immagina che arrivi qualcuno..." o "immagina che il bambino abbia un aiutante...", anche un oggetto magico o una qualche forma di potere speciale, che lo possa far uscire dalla situazione critica della fiaba.

Ai bambini si raccontano fiabe e questo va benissimo. Come abbiamo visto spesso ne individuano una che corrisponde ai loro problemi del momento e allora ci si affezionano moltissimo, per un certo periodo vogliono che si racconti loro sempre e solo quella, poi cambiano fiaba perché hanno cambiato fase evolutiva. Ma sono pur sempre delle "fiabe altrui". È utile di tanto in tanto farsi raccontare una fiaba dai bambini stessi: così può emergere "la loro fiaba del momento", e risolvendola possono risolvere anche il loro problema del momento.

Capitolo 3

I personaggi delle fiabe

Le fiabe che prenderemo qui in considerazione vengono definite "fiabe di magia" per distinguerle dalle fiabe di animali o dalle fiabe di costume o dalle favole a scopo di insegnamento morale. È in questo genere di fiabe che rientrano tutte quelle inventate dai miei pazienti. Nelle loro fiabe compaiono spesso i personaggi classici di tutte le fiabe: la Matrigna, la Strega, la Fata, il Principe e altri. Il numero delle figure che animano i loro racconti è generalmente abbastanza ben definito: il/la protagonista intreccia relazioni con tre o quattro altri personaggi, chiaramente suddivisi nel ruolo di amici o di nemici.

Le fiabe escludono l'ambiguità polivalente del reale: ogni personaggio è buono o cattivo, senza mezzi termini. È piuttosto improbabile che la matrigna cattiva si penta trasformandosi in una madre amorevole, o che la sorellastra invidiosa diventi una cara amica, o che l'orca smetta di mangiare bambini adottando una dieta più leggera. Se osserviamo più da vicino queste "grandi figure" delle fiabe, ci accorgiamo che incarnano dei motivi ricorrenti nell'inconscio collettivo.

Inizio con l'analizzare alcuni personaggi femminili tipici delle fiabe, negativi e positivi, sulla traccia del significato che hanno assunto nei racconti dei miei pazienti.

La cattiva matrigna

È l'immagine classica rappresentativa della *madre cattiva*.

È l'espressione del femminile negativo più vicino al vissuto reale e quotidiano del bambino. Il bambino entra in relazione con una figura materna reale, umana, che proprio in quanto tale presenta per forza sia aspetti positivi, amorevoli e accoglienti, sia aspetti negativi, respingenti e abbandonici. Mentre è molto semplice mantenere a livello di coscienza l'immagine della madre buona, che è quella a cui il bambino si riferisce, è assai inquietante mantenere a livello di coscienza l'immagine di una madre cattiva e distruttiva. Il bambino è in una condizione reale di totale dipendenza dalla madre: la sua stessa sopravvivenza è legata a questo rapporto. L'idea di dipendere da una figura cattiva risulta troppo angosciante per un bambino piccolo e quindi viene respinta nell'inconscio e proiettata all'esterno.

Le fiabe sono piene di immagini femminili negative: dalla matrigna, alla regina malvagia, alla strega che divora i bambini. Tutte queste figure rappresentano una proiezione di vari aspetti della madre cattiva. Osservando più da vicino le caratteristiche del comportamento di questi personaggi nelle fiabe ritroviamo spesso gli elementi tipici di un atteggiamento materno frustrante: per esempio la cattiva matrigna abbandona i bambini soli nel bosco, li maltratta, li trascura, favorisce chiaramente i figli propri. Vengono simbolicamente rappresentate, nelle vicissitudini dei protagonisti delle fiabe, le sofferenze reali del bambino di fronte all'abbandono materno: la paura di ritrovarsi solo, l'angoscia di non riuscire a sopravvivere senza aiuto, la gelosia verso i fratelli più benvoluti. Il fatto che nelle fiabe la parte della madre cattiva venga svolta da una "matrigna" tiene conto dell'impossibilità del bambino di pensare che degli atteggiamenti ostili siano messi in atto dalla vera madre.

Nelle fiabe la presenza della "matrigna cattiva" richiama l'assenza della "vera madre buona".

La vera madre delle fiabe è sempre buona e affettuosa

(persino la cattiva matrigna è buonissima con i propri figli!). Per il bambino piccolo la mamma non può essere cattiva, gli atteggiamenti cattivi sono del suo "alter ego", della matrigna, della madre non vera. Lo sdoppiamento della figura materna è tipico del bambino ed è frutto dell'impossibilità di fare coesistere due percezioni opposte, di assimilare ancora l'ambivalenza del reale.

Verso la figliastra cresciuta, *femmina adolescente*, l'atteggiamento della matrigna nelle fiabe cambia in un modo ben definito. Anche qui la matrigna abbandona e scaccia di casa, ma con una precisa motivazione: vincere la competizione sessuale.

"Chi è la più bella del reame?" chiede allo specchio la matrigna di Biancaneve. Ormai non basta più abbandonare la ragazza nel bosco, non è una bambina che da sola è incapace di sopravvivere, occorre farla uccidere. E infatti la matrigna di Biancaneve invia il suo sicario: il cacciatore, che dovrà tornare con il cuore e il fegato della ragazza.

La fiaba presenta simbolicamente l'inquietante percezione di una figlia adolescente riguardo all'esistenza di una sorta di competitività materna in campo sessuale, di una volontà di impedirle la realizzazione su questo piano.

La cattiva matrigna di Biancaneve vuole avere il suo cuore e il suo fegato: è la cattiva madre che vuole privare la figlia delle soddisfazioni affettive (cuore) e sessuali (fegato). La cattiva matrigna di Cenerentola la tiene chiusa in casa, ne svilisce le potenzialità femminili di attrazione (la fa vestire di cenci e stracci) e le vuole impedire di andare al ballo reale a conoscere il principe.

Le operazioni messe in atto dalle "cattive matrigne" delle fiabe verso le figliastre adolescenti mirano, con i più diversi metodi, allo stesso scopo: impedire alla figliastra di realizzarsi felicemente come donna.

In alcune fiabe la matrigna cattiva continua la sua opera anche dopo che la figliastra, sfuggendo alle maglie della sua rete, è riuscita a trovare un potenziale *marito*. In questo caso cerca di allontanare con l'inganno il principe che la vuole in sposa, la getta in mare mentre la accompagna alle nozze cercando di sostituirle una delle proprie figlie, o la scredita ingiustamente agli occhi dell'amato.

Ancora una volta viene sottolineato il fatto che non si tratta della "vera madre", tant'è che anche le matrigne cattive delle fiabe si comportano ben diversamente con le proprie figlie adolescenti: cercano di valorizzarle e di sostenerle in ogni modo. Ritorna il tema che la mamma è buona per definizione e se è cattiva non è la mamma.

Un personaggio che dopo il matrimonio della protagonista può assumere nella fiaba un ruolo analogo a quello svolto precedentemente dalla cattiva matrigna è la suocera: la regina madre dello sposo. La madre del principe delle fiabe ha ormai a che fare con una nuora adulta, non serve a niente abbandonarla nel bosco. I malefici che opera, motivati tutti dalla gelosia per il figlio, mirano alla rottura della coppia con ogni mezzo dalla maldicenza all'omicidio.

Come ultima chance colpiscono nel momento della *riproduzione*: la cattiva regina uccide il nipote in fasce o lo sostituisce con un animale o con un mostriciattolo per provocare la cacciata dal castello della nuora ed estromettere in tal modo l'intrusa che minaccia la sua relazione di dominio sul figlio.

Siamo all'ultimo atto del dramma. Se la protagonista femminile della fiaba riesce a superare anche quest'ultimo ostacolo non ha più nulla da temere: è madre lei stessa, e diverrà a sua volta regina. Se ricompare nella fiaba come regina buona o regina cattiva parte da un'altra posizione: difficilmente sarà lei la protagonista, agirà piuttosto come preludio, come nemica o alleata del/della nuovo/a protagonista.

Se nelle fiabe con una protagonista adolescente femminile è spesso la figura materna negativa incarnata dalla "cattiva matrigna" quella che ostacola il cammino verso la realizzazione, nelle fiabe con un protagonista *adolescente maschile* invece difficilmente tale ruolo viene svolto dalla matrigna. Compare più facilmente un altro personaggio, molto più inquietante per i suoi poteri magici: la strega.

La cattiva madre dell'eroe bambino si limita alla cacciata di casa e all'abbandono nel bosco, esattamente come fa con le protagoniste femminili: è la madre cattiva che li lascia soli. Chi invece ostacola il principe adolescente nella ricerca della principessa da sposare o nell'opera da compiere non è quasi mai una matrigna, ma semmai una strega. La quale incarna nella fiaba aspetti più profondamente angoscianti della distruttività femminile.

La strega

La strega delle fiabe simbolizza un femminile potentemente distruttivo.

Possiamo definire "polarità maschile" la modalità energetica tesa all'estroversione, dotata di un moto diretto verso l'esterno, e "polarità femminile" la modalità energetica tendente all'introversione, dotata di un moto diretto verso l'interno. I termini "maschile" e "femminile" sono qui usati in senso simbolico, a indicare le differenti direzioni energetiche, e non in senso concreto a indicare individui reali, maschi o femmine, in cui invece coesistono sempre entrambe le polarità.

È caratteristico della *polarità femminile* il ricevere, l'accogliere, il nutrire, il contenere. A questi aspetti si riferiscono per esempio i simboli del vaso, della coppa, del canestro. Nella sua esasperazione distruttiva questa modalità non si limita più a ricevere e contenere, ma agisce un "riempirsi" e un "trattenere" simbolicamente distruttivi: risucchia, ingoia e imprigiona.

L'utero materno per esempio agisce la modalità femminile positiva nel momento in cui accoglie il seme, contiene l'ovulo fecondato, lo nutre e lo cresce, mentre agisce una modalità simbolicamente maschile quando nel momento del parto proietta il bambino all'esterno, lo libera e lo aiuta a nascere.

Un femminile materno simbolico distruttivo è come un "utero che non lascia uscire", che non lascia libero il bambino di nascere, che imprigionandolo lo uccide.

Il simbolismo della strega richiama spesso questa possibilità. L'utero materno è generatore, dispensatore di vita e di alimento, contenitore protettivo e sicuro, ma se poi non permette l'uscita si trasforma in una trappola mortale.

Così le streghe delle fiabe prima accolgono i bambini nella loro casetta nel bosco, casette di marzapane, allettanti, calde, confortevoli, li attirano con mille moine, ma poi li imprigionano: li nutrono sì, anzi li ingrassano, ma il loro scopo è quello di mangiarseli!

Nella fiaba la relazione strega-bambino raffigura i rischi di una *permanenza eccessivamente prolungata o coatta* in uno stato di totale dipendenza dalla madre.

Il bambino reale ha sì bisogno all'inizio di dipendenza, di nutrimento, di appoggio e di aiuto, ma incomincia anche a sviluppare una propria tendenza all'autonomia. Non sempre la madre vede di buon occhio questo processo e lo facilita. A volte vi si oppone, scoraggiando ogni tentativo di indipendenza. In questo caso diventa nociva, distruttiva per la personalità del figlio. Il bambino della fiaba viene imprigionato e mangiato dalla strega, il bambino della realtà viene ostacolato nel suo sviluppo dalla oppressiva possessività materna.

Si prospetta qui simbolicamente un pericolo più sottile e meno palese di quello delle angherie. Le vessazioni delle cattive matrigne sono episodi chiari, minacce evidenti, sofferenze limitate e temporanee: i bambini crescono. Le matrigne delle fiabe sono tutto sommato dei personaggi di modeste capacità umane, piuttosto vicini al reale. A volte le cattive matrigne sono "anche" delle streghe: come la cattiva matrigna di Biancaneve, che quando inizia a compiere in prima persona i tentativi di ucciderla si rivela pienamente una strega preparando pettini e mele avvelenate.

La strega delle fiabe è una figura molto più potente e pericolosa della cattiva matrigna.

Una comune matrigna cattiva da fiaba si limita ai maltrattamenti. La strega è molto più difficile da combattere: conosce mille incantesimi, sa trasformarsi e può mimetizzarsi, costituisce un pericolo molto più grave. La matrigna abbandonica genera dolore, solitudine, paura, ma anche rabbia e capacità reattive: il bimbo delle fiabe lasciato solo nel bosco cerca subito di fare qualcosa e ben presto riesce a cavarsi d'impaccio. La strega inglobante agisce una distruttività più efficace e difficilmente smascherabile: trattiene e lega a sé in modo molto potente, agisce con malefici che uccidono o paralizzano, non è facile liberarsi di lei.

Nelle fiabe la modalità di azione delle streghe opera in buona parte seguendo la logica dell'inglobamento distruttivo anche rispetto ai *protagonisti adulti*: la strega tiene prigioniero il principe impedendogli di raggiungere la sua amata, o addormenta la principessa con tutta la sua corte non appena è in età da marito. Il pericolo non è più quello del divoramento (le streghe difficilmente mangiano adulti), il pericolo è quello dell'immobilizzazione, del non poter procedere verso la propria realizzazione personale.

L'adolescente della fiaba, ragazzo o ragazza, ha ormai strutturato una sua sia pur fragile personalità. Il suo pericolo simbolico non è più quello dell'annullamento totale nell'indistinto (divoramento), ma piuttosto quello dell'impossibilità di crescere e di realizzare una propria espressione personale e attiva.

La protagonista femminile, la principessa addormentata dalla strega, non potrà continuare il suo processo di sviluppo se non verrà risvegliata. Adolescente congelata, potrà restare comodamente assopita nella sua reggia, tra la sua corte, ma da lì non potrà uscire e non conoscerà mai il principe, né prenderà mai piena coscienza di se stessa. Il danno della permanenza nell'ambito di influenza di un femminile materno totalizzante è *per la donna* quello del non incontro con la polarità maschile, della non percezione di se stessa come essere autonomo e ciononostante permette una sorta di identificazione di sé come femmina.

Per il protagonista maschile si prospetta una sorte ben peggiore: il principe prigioniero della strega nelle segrete del castello rischia di fare una brutta fine. *Per l'uomo* restare succube di un potere materno totalizzante è altamente distruttivo: non solo gli impedisce l'incontro con la polarità complementare, ma gli impedisce anche l'acquisizione della propria identità maschile.

La strega ha poteri magici. La strega può trasformarsi in una donna bellissima e seducente o in una vecchina dall'apparenza innocua o in un animale feroce. Ha un ampio potere sul regno della natura e degli animali, conosce mille incantesimi e malefici, sa come usare fluidi magici e pozioni stregate.

La sua batteria di strumenti è simile a quella della fata, ma diverso è lo scopo per cui li usa: il potere della strega è distruttivo, quello della fata liberatorio. Magia buona o magia cattiva.

Questo possesso di capacità magiche rappresenta simbolicamente un riferimento alla capacità di accesso alle potenzialità che scaturiscono da un forte contatto con l'inconscio e con le sue forze misteriose e sorprendenti.

Le forze dell'inconscio sono forze profonde, vicine alle radici del biologico (natura), alle pulsioni istintuali (animali), si esprimono simbolicamente (formule magiche) e sono più potenti della ragione (incantesimi), possono agire in maniera distruttiva quanto in maniera benefica.

"Cadere prigionieri della strega" rappresenta il pericolo per la coscienza di cadere in balìa della fascinazione delle forze distruttive dell'inconscio. L'inconscio si colloca nell'ambito di un simbolismo femminile, notturno, sotterraneo, in rapporto al simbolismo diurno, solare e maschile della coscienza. La fata e la strega sono i personaggi femminili che maggiormente sottolineano lo stretto rapporto che intrattengono con il "mondo sconosciuto".

Le trasformazioni che la strega produce sulle sue vittime sono *trasformazioni regressive*, che riportano indietro nella scala dell'evoluzione: il principe diventa ranocchio, la principessa cerbiatta, i servitori porci.

Le trasformazioni operate dalla fata vanno nella direzione opposta: Pinocchio diventa un bambino, gli animali diventano uomini, le fate aiutano i protagonisti a realizzarsi.

Ma persino la strega mantiene ancora caratteristiche quasi umane rispetto a un altro personaggio simbolico ancora più arcaico, che incarna una violenza cieca e distruttiva: l'orco o il mostro.

Il mostro

Il simbolismo del mostro ci porta alle rappresentazioni degli strati più profondi dell'inconscio. Inconscio uroborico, caos iniziale, non ancora scisso nelle polarità maschile e femminile.

Possiamo raccogliere sotto un simbolismo unico tutte le figure della fiaba che hanno la caratteristica specifica di divorare, non per fame ma per *distruggere*. Queste figure non sono mai spiccatamente maschili o femminili. Sono un'entità sessualmente indifferenziata, cieca, incosciente, brutale, che nelle fiabe agisce per un'incomprensibile necessità o perché quella è esattamente la sua funzione.

Nel caso dei draghi, la tradizione cinese distingue i Draghi del Cielo dai Draghi dell'Acqua o della Terra, distingue i Draghi che sputano fuoco da quelli che divorano. Se la caratteristica principale è quella di divorare, sono considerati dei draghi femminili o indifferenziati. Abitano nell'acqua, nelle grotte, nel profondo della foresta, negli antri più bui del ventre della terra.

L'attributo "femminile" quando è applicato agli strati più profondi dell'inconscio si riferisce alle sue caratteristiche di generatore di ogni forma dell'esistente e non indica affatto un femminile differenziato contrapposto a un maschile altrettanto differenziato, poiché a questi livelli profondi la scissione delle due polarità non è ancora avvenuta.

Ecco allora il mostro ermafrodita, che si rigenera da solo, maschile e femminile insieme, madre e padre di se stesso. Da un lato rappresenta la forza oscura dell'inconscio primordiale dal quale la coscienza lotta strenuamente per emergere, dall'altro rappresenta anche il nucleo stesso dell'energia creativa primordiale.

La coscienza solare combatte inizialmente una lunga battaglia per differenziarsi dalle tenebre del caos primitivo, dal mostro, da cui corre costantemente il pericolo di venire risucchiata. Ma dall'altro lato il mostro è anche simbolicamente la fonte primordiale di vita, l'elemento di trasformazione, il guardiano dei tesori più preziosi, e questo si ritrova anche nelle fiabe.

Non solo nelle fiabe, ma in tutti i miti e nelle leggende, il processo di trasformazione è rappresentato come *una morte e una rinascita*. Le immagini più frequentemente usate per rappresentare questa trasformazione sono proprio quelle del divoramento dell'eroe da parte del mostro, che prelude alla sua rinascita, o della discesa dell'eroe nelle tenebre, negli Inferi, da cui però riemerge vivificato.

Il Giona biblico entra nel ventre della balena come Pinocchio, Ulisse discende nel Regno delle Tenebre come Dante nell'Inferno. Nei riti iniziatici il novizio deve morire simbolicamente, morire alla vita comune, per rinascere a un livello superiore di evoluzione spirituale.

La buona vecchina

Esiste nelle fiabe un gruppo di personaggi femminili positivi con caratteristiche esattamente *opposte* a quelle delle figure femminili negative descritte prima: si tratta per esempio della buona vecchina (o della vecchia saggia) e della fata.

La vecchia saggia e la fata sono il rappresentante simbolico della *madre buona* e del femminile positivo.

Se analizziamo bene questi personaggi nelle fiabe, notiamo che essi si collocano nella stessa posizione dei precedenti rispetto al protagonista, ma svolgono la funzione esattamente opposta.

Partiamo dalle raffigurazioni immaginarie dei personaggi più vicini al reale: dove prima compariva la matrigna cattiva a incarnare gli aspetti negativi della madre, qua compare la buona vecchina o il "fantasma" della mamma morta a colmare l'assenza di una buona madre.

Le matrigne cattive abbandonano i bambini nei boschi, li trascurano, li maltrattano, li lasciano morire di fame; le buone vecchine compaiono al momento giusto, accolgono i bambini sperduti, danno loro un tetto, li nutrono, li accudiscono, li amano. Forniscono tutta quella dose di amore, di sostegno e di consigli che è indispensabile alla loro crescita.

Nella fiaba la figura della buona vecchina ha un ruolo transitorio rispetto al protagonista: gli serve appunto per crescere ed è presente solo fino al momento in cui il protagonista non è in grado di cavarsela da sé. A quel punto, come una buona madre, lo lascia libero, anzi lo incoraggia a intraprendere il suo cammino senza paura. Non cerca di trattenerlo, anzi salutandolo lo riempie di doni augurali, di suggerimenti e di strumenti utili per il cammino futuro.

Anche in questo senso la buona vecchina svolge la funzione opposta a quella della cattiva matrigna. Dove là abbiamo un femminile materno abbandonico che minaccia la sopravvivenza del protagonista, qui abbiamo un femminile materno che nutre, che alimenta, che favorisce la crescita, sia in termini materiali di accudimento, sia in termini psicologici di insegnamento. Dove là abbiamo un femminile che ostacola l'autonomia, qui abbiamo un femminile che la rende possibile, costruendone i presupposti, sostenendola, incoraggiandola e rassicurando il protagonista quando è il momento di proseguire da solo.

Quanto più queste buone vecchine mostrano di possedere, oltre al gran cuore e alla saggezza, anche dei poteri magici, tanto più si avvicinano alla figura della fata.

La fata

Le fate delle fiabe sono l'immagine più potente e *idealizzata* della buona madre.

Nelle fiabe che vedono una *protagonista adolescente* le

fate compaiono ad aiutarla nella realizzazione della sua femminilità.

La matrigna strega di Biancaneve è l'esatto opposto della fata madre di Cenerentola. La matrigna strega di Biancaneve è dotata di poteri magici che utilizza per cercare di eliminare in tutti i modi la protagonista, la fata madre di Cenerentola invece li utilizza per procurarle i vestiti, i gioielli, la carrozza e i cavalli per recarsi al ballo reale, ne valorizza in pieno la femminilità e la capacità di attrazione che la matrigna le negava. È la fata madre colei che rende possibile l'incontro di Cenerentola con il principe e che ne favorisce la continuazione, imponendo dei limiti simbolici che si rivelano provvidenziali: il rientro prima dello scoccare della mezzanotte, con conseguente perdita della famosa scarpina.

Le fatine delle adolescenti sono provvide di consigli, di suggerimenti e di aiuti. Sanno sempre dove si trova il principe e che cosa bisogna fare esattamente per conquistarlo, trasmettono conoscenza e potere alle loro protette, sono abilissime nei lavori di casa: tessono chilometri di tela in una notte, separano tonnellate di chicchi di miglio da quelli di grano...

Spesso la fata della fiaba agisce apertamente come potere contrapposto a quello della strega o della matrigna: la matrigna lascia Cenerentola a casa coperta di stracci e la fatina rimedia al danno, la strega impone di filare stanze piene di cotone e la fatina svolge tutto il lavoro in un battibaleno.

Queste figure compaiono quando la protagonista è impotente a risolvere la situazione da sola. Se osserviamo bene lo sviluppo del racconto, notiamo che è sempre presente un qualche evento drammatico precedente, che ha posto la ragazza in una condizione in cui da sola, senza l'aiuto magico, è impossibilitata a compiere l'opera che la potrebbe salvare. Ciò sta a rappresentare simbolicamente che il suo processo evolutivo naturale ha subito una qualche distorsione drammatica ed è minacciato di un arresto definitivo. È qui che interviene la fata, e permette di portare il processo a buon fine.

Così come è tipico della figura materna negativa compiere azioni che, qualunque siano, hanno sempre l'effetto di impedire lo sviluppo della protagonista, altrettanto è tipico della figura materna positiva eliminare gli ostacoli, rimediare ai danni, colmare le lacune, in modo tale che il processo evolutivo possa continuare il suo corso naturale.

La fata madre continua a svolgere questa funzione facilitante anche più tardi, quando la ragazza, ormai *donna*, ha trovato il suo principe azzurro e l'ha sposato. È la fata, o la vecchia saggia, quella che fornisce consigli e aiuti per ritrovare il marito scomparso, per riconquistare lo sposo distratto, oppure per fargli tornare la memoria quando, perso in qualche regno lontano e colpito da amnesia, è in procinto di risposarsi. Vediamo anche qui all'opera un femminile esperto e alleato, che si prodiga nel mantenimento della relazione coniugale, in opposizione alla matrigna o alla strega che fanno di tutto per romperla.

Anche nell'ultimo passaggio della realizzazione del femminile, quello della *procreazione*, troviamo all'opera la fata madre: "Eccoti una rossa melagrana, mangiala al cantare del gallo e prima che l'anno abbia volto al suo termine, ti nascerà un bel bambino dai riccioli d'oro..." dice la fata alla regina disperata per la sterilità. Sono ancora le fate quelle che conoscono le pozioni magiche per avere figli e gli incantesimi per assicurare al nascituro un avvenire felice.

Anche rispetto ad altri personaggi del racconto la fata svolge la sua opera liberatoria: aiuta il principe a fuggire dalle segrete del castello dove giaceva prigioniero; produce trasformazioni in senso *filogeneticamente evolutivo* mutando gli animali in uomini; guarisce ferite mortali ridonando funzioni perdute. Il senso dei suoi interventi è sempre ricostruttivo, risanatorio, aggiuntivo.

Vediamo ora in particolare come si comporta la fata rispetto ai protagonisti *maschili*. Direttamente o indirettamente, attraverso strumenti o emissari, la fata favorisce la fuga del protagonista dalla prigionia e quindi in senso simbolico ne produce l'emancipazione da un femminile materno inglobante. Inoltre conferisce poteri attivi: forza, coraggio, capacità straordinarie, tanto quanto la strega li toglie, privando le sue vittime delle forze e paralizzandole. Agisce cioè in senso *stimolante sul maschile*, espandendone le possibilità.

Guida e indirizza il principe nella ricerca della principessa, gli fornisce i consigli e gli strumenti per superare gli ostacoli, svolge una funzione favorevole all'incontro tra le due polarità. Interviene quando il principe è stato ucciso o privato della vista, delle braccia o delle gambe, restituendogli piene facoltà, ripristinando le funzioni che erano andate perdute.

La fata rappresenta un femminile simbolico che da un lato è presente e non abbandona i suoi protetti nel momento del pericolo, ma d'altro lato non li vincola in alcun modo a sé. La fata compare sempre all'occorrenza e poi scompare: non costringe il protagonista a una relazione di dipendenza coatta da lei.

Le figure femminili positive svolgono tutte una funzione stimolante anche sul maschile, opposta rispetto a quelle negative che producono inibizione.

L'angelo

Possiamo osservare come questi personaggi femminili positivi, a partire dalla vecchietta di buon senso fino ad arrivare alla fata, mostrino di avere *sempre maggiori poteri magici*, indicando con ciò simbolicamente un loro collegamento sempre più stretto con le grandi forze dell'inconscio. Il personaggio che generalmente si colloca all'apice di quest'espansione di capacità è l'angelo.

Con l'angelo ci ritroviamo ancora di fronte a una figura sessualmente non differenziata: qual è il sesso degli angeli? Come il mostro raffigurava il polo più distruttivo, cieco e divorante delle potenze inconsce, così l'angelo ne rappresenta il polo più positivo, dotato di generosità e di elevata conoscenza. Entrambi si trovano spesso come guardiani o custodi dei regni extraterrestri.

L'angelo arriva a *portare coscienza*: annuncia. Il mostro uroborico invece cerca di annullare la coscienza: la divora. L'angelo giunge dal cielo circonfuso di luce, il mostro risucchia nelle tenebre più profonde. L'angelo è impalpabile e privo di desideri carnali, il mostro è una mole gigantesca mossa solo da appetiti insaziabili.

Pure l'unicità di fondo delle figure più vicine alle profondità dell'inconscio è riflessa, nelle fiabe come nella mitologia, da figure che non sono in sé né buone né cattive, che possono essere benefiche quanto distruttive, secondo la funzione che svolgono all'interno della rete di rapporti intrecciati dal protagonista.

Nelle fiabe le streghe sono cattive e le fate buone, ma anche questo solo nella realtà presente del racconto: qualche volta si viene a sapere che "prima", in un tempo lontano, la strega era una fata, una fata che è stata trascurata, esclusa, dimenticata, una fata offesa che si vendica utilizzando i suoi poteri per punire chi non l'ha rispettata. Le disgrazie della Bella Addormentata nel Bosco prendono le mosse dall'indignazione di una fata, che sarebbe giunta alla festa di battesimo piena di doni se solo a corte si fossero ricordati di invitarla.

Il diavolo stesso, il rappresentante simbolico di tutte le forze malvagie, era inizialmente l'angelo prediletto da Dio e quello a lui più vicino.

Ciò può indicare che le forze più potenti e profonde dell'inconscio non sono in sé né buone né cattive, né benefiche né malefiche, se non in relazione alla funzione che in quel momento svolgono nell'equilibrio complessivo.

La principessa

La principessa è generalmente il personaggio femminile meglio delineato della fiaba, sia come protagonista principale sia come obiettivo delle ricerche dell'eroe.

Il fatto che si tratti di una principessa nelle fiabe sottolinea simbolicamente il grande *valore* che si intende attribuire a questa figura, non c'entrano assolutamente le connotazioni socio-economiche.

Nei miti e nelle leggende è la figlia del re colei che deve essere sacrificata al mostro per placarne la ferocia a vantaggio di tutto il popolo; è la figlia del re che innamoratasi dell'eroe ne rende possibile la fuga; è la figlia del re che bagnandosi nel fiume trova in una cesta il mitico neonato in balìa delle acque.

Nelle fiabe quando la protagonista è femminile se non nasce principessa tende a diventarlo alla fine del racconto. Anche questa è un'indicazione simbolica del valore del percorso compiuto, non certo dell'acquisizione di uno status sociale.

Osserviamo più in generale quali sono i percorsi classici compiuti dalle protagoniste femminili delle fiabe.

Se si tratta di *bambine*, che siano figlie di re o di poverissimi contadini, il racconto si sviluppa da una situazione di partenza in cui la protagonista viene abbandonata, rapita o venduta, oppure è angariata dalla matrigna e dalle sorellastre o si perde nel bosco. La narrazione procede attraverso mille peripezie verso l'obiettivo di una casa sicura dove poter crescere finché è una bambina (Cappuccetto Rosso o Gretel) o delle nozze con il principe se è più grande (Cenerentola, Biancaneve ecc.).

Vediamo qui toccati due grandi temi: quello del raggiungimento delle condizioni indispensabili alla crescita a partire da una situazione iniziale sfavorevole, e quello del completamento del proprio percorso di sviluppo superando gli ostacoli che ne minacciano l'arresto, fino al raggiungimento di un'integrazione degli aspetti femminili e maschili rappresentata simbolicamente dalle "nozze".

La protagonista bambina è maltrattata soprattutto dalla matrigna e dalle sorellastre. Abbiamo già visto il senso dello spostamento sulla figura della matrigna della percezione della madre cattiva. Un processo analogo avviene per le sorellastre. La *conflittualità fraterna* suscita sentimenti profondi di gelosia, di invidia e di ostilità. Anche tali sentimenti nelle fiabe vengono rappresentati non come agiti dalle "vere" sorelle, ma dai loro "alter ego negativi": le sorellastre, le figlie della matrigna, che fanno parte della stessa catena di proiezioni.

La protagonista della fiaba tende a incarnare tutte le qualità positive, le qualità che comunemente vengono più apprezzate dall'ambiente in cui una bambina reale si trova a vivere: la laboriosità, la disponibilità, la generosità, la mitezza, la bellezza ecc. Le tendenze scoraggiate dall'ambiente vengono proiettate sull'"altra", la sorellastra, che è pigra, egoista, prepotente e svogliata.

Ogni bambina ha delle difficoltà a mantenere a livello di coscienza alcune tendenze che la qualificherebbero come "cattiva" agli occhi dell'ambiente. Non può autopercepirsi come malvagia senza esporsi a un'ansia intollerabile. Si sdoppia allora lei stessa nelle fiabe, in "bimba buona" e "bimba cattiva", Cenerentola e sorellastre, ombre le une delle altre, facce scotomizzate dell'unità del soggetto reale.

La competitività femminile si trasforma negli anni e si rivolge verso le *rivali* nella ricerca del partner. Nelle fiabe è spesso la "sorellastra", aiutata dalla matrigna cattiva, quella che tenta di sostituirsi alla protagonista al momento delle nozze con il principe. Anche qui, nel tentativo di proteggere la solidarietà femminile dalla minaccia di disgregazione, tutta la competitività viene rappresentata come agita dalle controfigure.

Nel mondo delle fiabe i personaggi "cattivi" vengono ben delineati: nel lieto fine non esercitano la funzione dominante, ma non spariscono da soli o per caso, e nell'insieme della fiaba non sono mai inesistenti. Il "male" e il dolore non sono negati, anzi, i cattivi e le sofferenze svolgono una parte ineliminabile nell'intreccio del racconto: se non ci fossero non ci sarebbe neanche la fiaba. La fiaba è tutto il percorso immaginario con cui il protagonista li affronta e li supera. La parte negativa dell'individuo è ben rappresentata con tutte le sue caratteristiche e i suoi sentimenti, non dall'eroe o dall'eroina ma dal suo antagonista.

Il processo che la fiaba prospetta è un processo di superamento, non di censura o di negazione delle "parti ombra".

L'unità complessa e contraddittoria dell'individuo reale, con i suoi lati luminosi e con quelli oscuri, con le sue qualità e le sue debolezze, è rappresentata dall'unità di tutti i personaggi della fiaba, non dalla sola figura del protagonista. La fiaba nel suo complesso descrive un equilibrio oscillante, in movimento, che conferisce al protagonista eroico la funzione trainante, ma che include per definizione il "male" come elemento costituente.

Un tema classico della principessa protagonista è la scelta del *marito*. Per operare tale scelta la principessa spesso sottopone i malcapitati spasimanti a una lunga serie di difficilissime prove. Il senso di tali operazioni è quello di misurare le potenzialità simbolicamente "maschili" del futuro consorte. Questi processi di selezione del maschio più forte e quindi più adatto alla riproduzione avvengono in tutto il mondo animale: basti vedere le lotte per l'accoppiamento tra i cervi.

La principessa, che incarna simbolicamente la polarità femminile ricettiva, necessita per il suo completamento dell'incontro con la polarità maschile attiva. È proprio la solidità di tale polarità simbolica maschile quella che viene messa alla prova dalle richieste prematrimoniali, che esigono coraggio, determinazione, movimento, combattività, slancio, entusiasmo.

La principessa aspetta tranquilla. Non agisce direttamente, ma attende che il maschile si manifesti in tutta la sua potenza prima di concedere il benestare alle nozze. A volte nelle fiabe è addirittura addormentata, o vittima di un maleficio, o in stato di morte apparente. È il principe che deve agire, che deve lottare e superare gli ostacoli per liberarla. Il principe combatte, la principessa lo aspetta: è una rappresentazione strettamente simbolica, emblematica delle caratteristiche specifiche delle due polarità energetiche.

Nelle fiabe è ricorrente anche il tema della principessa *prigioniera*: prigioniera della strega o dello stregone.

La strega delle fiabe rappresenta, come abbiamo visto prima, le potenzialità distruttive di un femminile materno. Prigioniera della strega, la principessa soggiace alla fascinazione materna, non riesce a uscire dai limiti di un femminile con cui si identifica, ma che la ingloba completamente impedendole l'incontro con il maschile. Finché resterà in balìa della strega, la principessa non potrà avere una sua esistenza autonoma.

In termini di realtà quest'immagine descrive la situazione di una fanciulla così totalmente succube dello strapotere materno da risultare interiormente inibita nella ricerca di un partner.

Discorso analogo, ma di segno ribaltato, si può fare per la principessa prigioniera dello stregone. In questo caso è la fascinazione del padre ciò che impedisce l'incontro con il partner. Il padre stregone, potere superiore, affascinante quanto mortifero, vuole legare a sé la principessa. Non ha esplicite intenzioni matrimoniali, sebbene nella fiaba spesso conviva con la sua prigioniera in una situazione che nulla ha di formalmente diverso da quella coniugale.

A volte nella fiaba compare addirittura il diavolo in questa posizione: la ragazza è ceduta al diavolo, appena raggiunta la pubertà, per antichi patti che il padre aveva stipulato con uno sconosciuto. E di buon grado si adatta alla convivenza, tenendo in ordine la casa, pulendo e riordinando come una brava mogliettina. Ma i due "non vissero felici e contenti". La coppia principessa/diavolo non è la felice situazione finale della fiaba, non è l'obiettivo da raggiungere. Infatti la ragazza non cerca altro che una buona occasione per andarsene, per ritornare a casa e riprendere un normale processo di sviluppo.

A meno che il supposto mostro non si riveli in fondo un buon partner, al di là delle discutibili apparenze, come accade nella fiaba della Bella e la Bestia: in questo caso il contenuto simbolico di fondo è quello del buon accoppiamento e del buon animo che vince sulle apparenze superficiali.

A volte la protagonista femminile deve liberarsi da sola dalla strega o dallo stregone, utilizzando tutta la sua astuzia per capire il pericolo che si nasconde sotto l'apparenza di un'esistenza in fondo tranquilla. Nelle fiabe le ragazze cedute alla strega o allo stregone non vengono fatte morire di fame, anzi, a parte qualche obbligo e qualche divieto, vivono in comodissime abitazioni, dispongono di vestiti, di gioielli e di tutto ciò che può assicurare loro un'agiata sopravvivenza. Il tema qui non è quello del rischio di venir mangiata che corre la bambina piccola che finisce in mano alla strega, ma quello della *non realizzazione autonoma di una donna adulta* che rimane dipendente da figure genitoriali negative che la dominano.

A volte è il principe che interviene di persona a liberare la principessa dalla prigionia. Anche nella fiaba classica di Biancaneve o della Bella Addormentata, la protagonista, vittima dei malefici della matrigna o della strega, giace in uno stato di morte apparente, e solo il principe riuscirà a riportarla alla vita con i suoi baci.

Il principe svolge in questi casi il ruolo liberatorio, svincolando la ragazza dalla fascinazione paralizzante e permettendole di riprendere la vita. Viene rappresentato nella fiaba un maschile che libera il femminile dalla subalternità alle figure parentali. I "baci" del principe alludono al risveglio della sessualità addormentata della principessa, la aiutano a uscire dalla fascinazione infantile e la rendono disponibile all'unione con un partner.

Nelle fiabe il caso in cui alla principessa è richiesta una notevole dose di attività e di intraprendenza non è tanto nella ricerca di un marito, quanto semmai nel suo *ritrovamento* in caso di sparizione. Lo sposo scompare dopo le nozze, viene rapito, o se ne va perché la principessa ha contravvenuto a qualche patto, o perde la memoria o chissà che...

Emblematico in questo senso è il mito di Eros e Psiche, che si ripresenta spesso rimaneggiato nelle fiabe. Nel mito classico Psiche vuole vedere il volto del suo amato e misterioso sposo e lo illumina con una candela, contravvenendo così a un esplicito divieto. Eros se ne va. Psiche dovrà compiere un lungo, tortuoso, difficile cammino, superando mille prove, scendendo addirittura nel Regno dei Morti, per giungere al fine a ritrovare Eros.

In questo caso il tema, anche quando viene riproposto nelle fiabe, è un altro: le nozze simboliche sono già avvenute, l'unione delle polarità si è già compiuta, ma a un determinato livello. La trasgressione della principessa rompe l'equilibrio, creando la necessità di un lungo percorso di evoluzione interiore per ritrovare l'armonia a un livello superiore.

È il tema del paradiso perduto e ritrovato. Adamo ed Eva vivevano beati nell'Eden, ma in uno stato di incoscienza naturale molto vicino all'animalità. Eva, principessa trasgressiva, trascina anche Adamo nella rottura del patto. Mangiando i frutti dell'"albero della conoscenza" compiono in fondo un gesto di ampliamento dell'esperienza, ma ciò rompe un equilibrio e occorrerà un lungo cammino per riconquistare il Regno dei Cieli.

Anche Psiche viveva d'amore e d'accordo con Eros, ma con uno sposo che non vedeva, che non conosceva, che compartecipava alla sua vita solo di notte. Psiche vuole saperne di più, vuole "vedere il volto" dell'amato. Con ciò si danna e si salva: il prezzo della rottura dell'equilibrio precedente è alto, comporta dolore, smarrimento, ricerca, ma alla fine l'unità è ritrovata a un livello superiore: anche Psiche è accolta tra gli immortali, accanto a un Eros che può ora vedere e conoscere completamente.

L'eroe

L'eroe maschile è il grande protagonista di molte fiabe.

Da bambino, compie le operazioni comuni a entrambi i sessi: se viene abbandonato riesce a trovare la maniera di sopravvivere e di proseguire il suo cammino di sviluppo. A volte è un po' più attivo delle protagoniste femminili, nel senso che di solito non si accontenta di ritrovare la via del ritorno a casa, ma va oltre compiendo mirabili imprese.

Da ragazzino cerca la sua strada nella vita, sviluppa capacità sue proprie, impara un lavoro.

Da giovane uomo mira inesorabilmente alla conquista della principessa: straccione o rampollo reale che sia, finisce sempre ben accasato.

Perché l'eroe finisce sempre ben accasato?

Anche qui, nelle fiabe, il "buon matrimonio" dell'eroe indica il raggiungimento di un valore simbolico, non economico-sociale. A livello simbolico queste buone nozze rappresentano l'integrazione di un maschile valoroso con un femminile di altrettanto valore.

Vediamo dunque qual è il senso simbolico delle peripezie degli eroi delle fiabe. Essi partono generalmente da una situazione di difficoltà, di ristrettezze economiche o di prigionia. Nel corso del racconto riescono a liberarsi da queste difficoltà mediante il contatto magico con "l'Altro Mondo" e grazie a una relazione positiva con "l'Alleato". Forti di questo acquisito potere interiore ottengono *dopo* dei riconoscimenti simbolici: il regno, la consorte, il potere, la ricchezza e così via.

Molte fiabe sono state interpretate come dei riti di iniziazione mediante i quali l'eroe protagonista entra in contatto con l'altro mondo, il mondo magico del non conosciuto. Questo altro mondo, che sia raffigurato come il mondo dei morti o come un luogo incantato, è comunque popolato da strane figure, minacciose o amiche, ma sempre dotate di poteri straordinari.

L'eroe può soccombere o uscirne vivificato. L'eroe della fiaba alla fine ne esce vittorioso, anche se in molti passaggi il racconto raffigura una drammatica precarietà di equilibri: l'eroe è spesso sul punto di soccombere quando interviene il magico aiutante, o è già morto e sepolto quando qualcuno si premura di riportarlo in vita.

L'eroe deve sempre compiere imprese impossibili e giunge a portarle a termine solo perché riesce a entrare in un contatto positivo e fruttuoso con questo regno dei poteri eccezionali. Riesce ad acquisire alcuni di questi poteri in maniera stabile, o a recuperarne altri di cui già disponeva, ma che in seguito aveva perduto.

Il segno del suo successo consiste sovente nel possesso di una di queste *capacità* eccezionali, propria, o mediata dal possesso di uno strumento magico o dal rapporto con l'alleato. Questo processo di acquisizione di capacità superiori è *precedente* alle nozze simboliche con la principessa, ed è spesso la condizione necessaria al matrimonio.

La ricerca della principessa e la sua conquista fungono per così dire da occasione, da spunto esterno, all'eroe per compiere questo "altro" percorso, ben più determinante. L'eroe compie un cammino interiore, entra in contatto con le profondità sconosciute del proprio inconscio e ne riemerge arricchito. Ciò lo rende idoneo a realizzare l'obiettivo della congiunzione degli opposti (raffigurato nelle nozze con la figlia del re) e a gestire eventualmente con vera saggezza il regno.

L'eroe, il principe, il futuro re, che rappresenta simbolicamente le capacità umane più elevate, deve compiere questo percorso per rendersi adatto a svolgere il suo ruolo.

A volte l'eroe è lo scemo del villaggio: è il bambino più piccino, il fratello meno sveglio, lo straccione più povero e ignorante. Questo nella fiaba sta a indicare che non sono le condizioni di partenza, di disponibilità economica, di forza fisica o di capacità logico-razionali quelle che garantiscono il buon esito del processo. L'eroe può essere storpio, povero e analfabeta, ma nella fiaba vengono sottolineate le sue capacità affettive, la sua generosità, la sua onestà, il suo coraggio, la sua intuizione. Insomma il protagonista può essere ricco o povero, astuto o ingenuo, prestante o zoppo, perché non sono queste le qualità che assicurano il buon esito di un percorso di ricerca interiore, quanto invece la sua capacità di contatto positivo con l'inconscio.

Il re

Il personaggio del re incarna la figura paterna, ma non solo quella.

Re e regina costituiscono la coppia parentale che, buona o cattiva, si colloca in una precisa posizione rispetto all'eroe o all'eroina. Difficilmente il re e la regina sono i protagonisti principali della fiaba. Compaiono generalmente in una posizione secondaria, fungendo da premessa, da occasione o causa, al succedersi degli eventi.

"Quando la principessa giunse in età da marito, il re lanciò un bando tra tutti i sudditi del suo regno. Chi fosse riuscito a ritrovare il suo anello perduto l'avrebbe avuta in sposa..." È a questo punto che compare l'eroe protagonista e la narrazione procede concentrando su di lui tutta l'attenzione.

Il re, come padre della sposa, può assumere diverse posizioni verso il futuro genero, ma è generalmente piuttosto cauto e non perde occasione per imporre a sua volta altre prove prima di concedere la mano della figlia. Non è lui che deve sposarsi, ma accettando il genero spesso di fatto sta scegliendo il proprio successore al trono.

Gli abbinamenti classici delle fiabe sono: re e principessa uniti nel testare le qualità del pretendente al trono, o principessa ed eroe ormai solidali contro un vecchio re che viene allora messo da parte e sostituito dal nuovo eroe.

Per il vecchio re avere figli in età da moglie o da marito preannuncia il tema del *passaggio dei poteri*. È questo l'aspetto più interessante della figura del vecchio re: indica la prossimità di una grande trasformazione. L'equilibrio precedente sta diventando obsoleto, occorre crearne uno nuovo e l'intera fiaba segue le vicissitudini di questa ricerca.

"C'era una volta un vecchio re che aveva tre figli..." è un classico inizio di fiaba che allude appunto alla necessità di scegliere un nuovo re, una nuova forza trainante, un nuovo centro organizzatore, poiché quello antico non è più in grado di svolgere pienamente le sue funzioni.

La difficoltà sta nell'operare la sostituzione nel migliore dei modi, trovando un successore veramente valido, non solo preparato ma anche capace di agire da catalizzatore delle dinamiche inconsce. Occorre trovare una nuova immagine simbolica che sia adatta a costituire un vero polo di aggregazione e a svolgere un ruolo di unificazione dei diversi processi in corso, simbolicamente rappresentati dalla capacità di "governare saggiamente il regno".

Infatti gli elementi che selezionano il futuro re sono parecchi e piuttosto complessi e gli stessi che individuano l'eroe: il contatto positivo con l'altro mondo, l'integrazione dei poteri dell'inconscio, l'equilibrio tra polarità maschile e femminile e l'acquisizione di capacità superiori.

Il cattivo

Il cattivo ricopre il ruolo di *antagonista* rispetto all'eroe: tenta di intralciarne in ogni modo il cammino, ne provoca le disgrazie, ne causa le tribolazioni.

Ha un ruolo ineliminabile nello sviluppo del racconto. Incarna ogni malvagità rispetto all'eroe, che è tutto virtù. I suoi sentimenti sono più che umani e comprensibili: invidia, gelosia, ambizione, desiderio sfrenato di potere, che lo inducono a compiere le azioni più ignominiose pur di averla vinta. Il cattivo è l'alter ego dell'eroe, la sua ombra, il rappresentante delle parti più oscure della sua personalità e anche di tutte le parti infantili non accettate e reattive.

Nelle fiabe la figura del fratellastro non è poi tanto comune, mentre lo è quella del *rivale*. Fratello o non fratello, è il rivale colui che cerca di sopraffare l'eroe, di privarlo della giusta ricompensa, di sostituirsi a lui nel momento del successo, di eliminarlo direttamente o indirettamente, cercando di convincere il re ad affidargli imprese impossibili da cui non faccia più ritorno.

Agisce anche qui quel processo di proiezione per cui l'unità ambivalente dell'individuo reale viene scissa nelle sue componenti costitutive pure: tutto il bene da una parte e tutto il male dall'altra.

Come la sorellastra è l'ombra della principessa, così il cattivo è l'ombra dell'eroe.

Quando nella fiaba il rivale rappresenta le comuni valenze negative della personalità dell'eroe, viene dipinto come una figura dai poteri abbastanza limitati, con sentimenti umanamente comprensibili, che opera con i mezzi consueti dell'intrigo, della menzogna e dell'aggressione fisica.

Quando invece la fiaba vuole rappresentare nella figura del cattivo le valenze più distruttive delle forze profonde operanti nell'inconscio, il ruolo dell'antagonista viene svolto da figure molto più magiche e potenti, come il diavolo stesso, o lo stregone malvagio, o l'orco e così via.

L'antagonista è comunque una figura ineliminabile nella fiaba, perché, come dicevo, ricostituisce l'unità polivalente del reale umano, raffigurandone anche gli aspetti negativi, ma soprattutto perché proprio con la sua opera agisce da stimolo e da occasione per le nobili gesta dell'eroe.

Come potrebbe l'ignoto scrivano del re distinguersi in imprese tanto mirabili da garantirgli la successione al trono, se l'invidia del gran cancelliere non l'avesse costretto, pena la morte, ad abbandonare il suo tran tran quotidiano?

Il cattivo, con la sua invidia, è spesso proprio colui che rende necessarie le gesta dell'eroe protagonista, colui che con i suoi intrighi le fa apparire eccezionali, che con la sua sconfitta ne sancisce il trionfo. Anche qui il percorso compiuto dalla fiaba parte da una chiara rappresentazione delle tendenze potenzialmente pericolose dell'animo umano per poi mostrarne la via del superamento.

Il padre

Il "patrigno" nelle fiabe non è una figura molto comune. Di solito c'è il vero padre. Come tale può presentarsi nella fiaba con caratteristiche positive o negative, ma più che altro fa da sfondo e da prologo alle gesta del protagonista.

Se è un padre comune agisce nei limiti delle possibilità umane normali. Come padre buono è prodigo di saggi consigli, di suggerimenti utili e svolge una funzione di guida morale: soprattutto *trasmette*. Trasmette ai figli la sua saggezza, la sua conoscenza, un buon mestiere o un bel gruzzolo di denari alla sua morte.

Altre volte il padre è anche il possessore di alcuni strumenti fatati e li lascia ai figli, ma starà poi a loro farne buon uso. Se il padre insegna anche l'acquisizione di capacità fuori dell'ordinario, nella fiaba compare più spesso nella parte del grande saggio o mago buono.

"Quando il vecchio padre sentì giungere la fine dei suoi giorni, chiamò intorno a sé i suoi tre figli e lasciò loro in eredità..." Tale eredità si configura simbolicamente a volte in termini materiali di disponibilità economica, altre volte di strumento magico che permette di acquisirla.

"E al maggiore diede una tovaglia che, come egli diceva 'apparecchiati', quella si riempiva di cibi e di bevande e al mezzano diede..." Nelle fiabe talora il padre seleziona personalmente tra i figli quello a cui vuole trasmettere il suo potere, altre volte richiede il superamento di prove e l'esecuzione di compiti speciali, prima di decidere a chi assegnare l'eredità. In questo senso si avvicina molto alla figura del vecchio re che è in procinto di cedere il trono.

Nei riguardi delle figlie femmine, il buon padre delle fiabe si preoccupa soprattutto di trovar loro un marito adeguato o di lasciarle in condizioni di trovarselo. E qui siamo ancora nel campo del buon padre reale, che crea nella figlia i presupposti per un'immagine maschile positiva e così le facilita l'integrazione delle proprie parti maschili.

Nella versione negativa il padre delle fiabe, più che per malvagità, brilla per *assenza* o per sudditanza a una moglie cattiva.

Manca o è distratto, permettendo così che accadano gli eventi più drammatici. Nella fiaba di Cenerentola e di Biancaneve per esempio "si risposa" e non si rende più conto della situazione in cui è ridotta la sua figliola di primo letto alle prese con la matrigna cattiva. In altre fiabe "è in viaggio", lontano da casa, giusto quando la figlia indifesa viene rapita dal cattivo; oppure "non sa" del figlio che gli è appena nato e così lo vende involontariamente al diavolo; oppure ancora "si lascia convincere" dalla moglie ad abbandonare i bambini nel bosco o a scacciarne qualcuno da casa. L'indicazione è in ogni caso quella di un'assenza di ruolo. Il padre negativo delle fiabe ha spesso un'influenza deleteria sul corso degli eventi proprio in quanto non svolge la sua funzione paterna di guida rispetto ai figli, o non fornisce un modello valido di maschile data la sua totale sudditanza alla moglie.

È molto più rara nelle fiabe la figura del padre reale cattivo che agisce direttamente in prima persona. In tal caso tende ad assumere simbolicamente caratteristiche abbastanza simili a quelle del rivale o del cattivo: dà luogo a uno scontro di potere con il/la protagonista.

Allora con i figli maschi si pone in aperta competizione, tentando di eliminarli per mantenere il suo dominio, o di piegarli con la forza ai suoi voleri. Rispetto alle figlie femmine ostacola il conseguimento di una loro autonomia materiale o affettiva con i più vari mezzi: dalla reclusione all'intempestiva cacciata di casa o all'eliminazione dell'aspirante sposo.

Anche nel caso della figura paterna, nelle fiabe i personaggi più vicini al reale (il padre, il re, il vecchio) svolgono un ruolo abbastanza limitato al campo delle possibilità comuni, mentre le funzioni più magiche sono svolte da personaggi tipici dell'immaginario, come per esempio il grande mago buono o cattivo.

Il grande mago

Il mago delle fiabe è il rappresentante simbolico di una *figura paterna* idealmente amplificata.

Anche il mago compare nella fiaba nelle sue due versioni, positiva e negativa: lo stregone malvagio che opera ogni nefasto sortilegio è il corrispondente maschile della strega, e il grande saggio sciamano e indovino è il corrispondente maschile della fata.

Lo stregone malvagio

Lo stregone malvagio è una figura molto potente, in stretto contatto con le forze dell'inconscio che utilizza in modo perverso e distruttivo. Certamente anche lo stregone come la strega "sa": conosce formule segrete, erbe e sostanze, conosce il futuro e il passato, ha le chiavi della magia e delle trasformazioni. Anche lo stregone "può": è dotato di poteri eccezionali, ha potere sulla natura e sugli animali, sugli oggetti e sulle persone, può trasformarsi in qualunque cosa desideri, può superare le barriere dello spazio e del tempo proiettandosi istantaneamente ovunque.

Lo stregone cattivo delle fiabe è spesso un alleato di potenze superiori malvagie: è un servo del diavolo, un figlio di Satana e da loro deriva i suoi poteri, mediante un patto di sudditanza.

Nelle fiabe svolge le più svariate operazioni, che come quelle della strega hanno sostanzialmente lo scopo di distruggere, di separare e di impedire.

Egli rivela però le sue caratteristiche tipicamente *maschili* nelle modalità di intervento: la strega agisce seguendo le vie dell'inibizione, lo stregone quelle dell'attacco diretto. Con lo stregone siamo nel campo simbolico della distruttività della spada che taglia, con la strega invece in quello della palude che ingoia.

Strega e stregone, entrambi rappresentanti di un potere enorme e pericoloso, rispecchiano nelle loro attività, le polarità simboliche che sottendono: la strega rappresenta il femminile, l'utero che ingloba, e lo stregone rappresenta il maschile, il fallo che penetra in un modo distruttivo.

Questo è rilevabile anche dalla batteria di strumenti che lo stregone utilizza personalmente: bastoni, lame, spade, oggetti che lacerano per uccidere.

A volte si trasforma in drago, ma anche allora tende più a essere un drago che sputa fuoco, brucia, incenerisce, usa gli artigli e i denti per ferire, che non un drago che risucchia o che trascina in fondo al mare. Spesso non è neppure interessato a divorare le sue vittime, gli preme di più batterle sul piano dello scontro frontale diretto.

Rispetto ai protagonisti delle fiabe, lo stregone malvagio compare spesso nella parte di colui che tiene prigioniera la principessa e che deve essere combattuto e vinto dall'eroe desideroso di salvarla.

Il combattimento finale può avvenire nella forma classica dell'eroe che lotta contro il drago per liberare la dolce donzella (uno dei temi più cari alle saghe medioevali). Il quadro descritto simbolicamente è quello di un femminile fragile, succube delle potenze distruttive del maschile paterno rappresentato dal drago, che deve ritrovare il contatto con una forza maschile positiva, incarnata dall'eroe solare, per salvarsi.

Alla protagonista *femminile* delle fiabe lo stregone malvagio si presenta come uno degli aspetti più pericolosi del polo complementare, al quale le risulta mortifero soggiacere per forza o per fascinazione. Non è in ogni caso con lo stregone malvagio che può avvenire il felice connubio nuziale della principessa. "Stregone e principessa", pur essendo maschio e femmina, anche se vivono insieme, non vivono affatto "felici e contenti" perché rappresentano simbolicamente un cattivo padre con la sua figliola.

Al protagonista *maschile* lo stregone si presenta come il lato oscuro di se stesso, un lato da incontrare, da vincere e da superare perché l'eroe possa completare il suo cammino. Da un lato lo stregone rappresenta un aspetto potente del maschile, ricco di conoscenza e in profondo contatto con l'inconscio, ma dall'altro incarna anche l'aspetto distruttivo del maschile (considerate le modalità e i fini per i quali fa uso del suo potere). Lo stregone malvagio rappresenta certamente un potere e anche un potere forte e magico, ma è un potere usato negativamente e orientato a dominare il femminile e non a raggiungere un'armonica integrazione delle polarità.

L'eroe, combattendo e vincendo lo stregone e liberando la principessa dimostra di aver acquisito altrettanto potere, anzi un potere ancora superiore, ma anche di usarlo positivamente per liberare il femminile e per ricongiungersi a esso, non per tenerlo prigioniero o per distruggerlo.

Il fatto che lo stregone, nelle sue trasformazioni, possa rappresentare un'intera gamma di figure, dall'animale feroce al gigante ottuso, dal despota violento al mago astutissimo, mostra quanto la stessa valenza fondamentale (il potere maschile distruttivo) possa realizzarsi su piani diversi: da quello della forza fisica brutale a quello intellettuale della conoscenza usata per dominare.

L'eroe nel combattimento deve dimostrarsi all'altezza dello scontro, deve disporre anch'egli di capacità eccezionali, che vanno dalla forza fisica all'acuta intelligenza e alla padronanza di poteri magici. Lo scontro sancisce la superiorità dei poteri: San Giorgio è di fronte al drago, solo un eroe può riuscire a sconfiggere il mostro, gli altri periscono nell'impresa.

Il mago buono

Nella fiaba la figura maschile positiva, idealizzata, speculare rispetto a quella femminile della fata, è incarnata dal mago buono.

Il mago buono, vecchio saggio, vate e indovino, medico e sacerdote, druido ed eremita, riassume in sé qualità non comuni. Per quanto riguarda la conoscenza dispone anch'egli di infiniti saperi: è un Mago Merlino immerso tra libroni giganteschi e polverosi, che racchiudono formule segrete che solo lui riesce a comprendere. Tale sapere esula di molto dai limiti di una dotta erudizione, poiché include per definizione il campo del magico, ed è una conoscenza che si trasforma in *potere di intervento*. Il mago buono sa, conosce meglio dei comuni mortali la realtà passata, presente e futura, è dotato di poteri magici e può intervenire.

Il mago buono della fiaba sembra essere assolutamente disinteressato agli obiettivi dettati dall'ambizione comune dei mortali. Che cosa faccia esattamente non si sa mai bene, ma si vedono gli effetti benefici delle sue capacità di guarire, di indovinare, di trasformare.

Non è il protagonista nella fiaba, come non lo è la fata. Le fiabe di magia infatti hanno come personaggi principali l'eroe o l'eroina, figure umane anche se di capacità estremamente sviluppate, modelli possibili anche se molto evoluti. Nella fiaba i livelli sia "inferiori" sia "superiori" all'umano sono presenti, ma mai nel ruolo di protagonisti: compaiono come alleati o come nemici del vero protagonista.

A volte, molto raramente, *il mago buono è anche re*. Riassume allora in sé tutte le doti di saggezza e di potere su un piano materiale, di sviluppo di capacità superiori e di poteri magici su un piano spirituale. È contemporaneamente il re e il saggio, il medico e il sacerdote, il padre e la guida spirituale.

Ma questa figura appartiene più alla mitologia che alla fiaba. Nelle fiabe compare poco, come rappresentazione simbolica dell'integrazione di tutte le facoltà portate ai massimi livelli di sviluppo: è l'esempio ideale del lungo cammino di quell'eroe protagonista che procede andando oltre il traguardo delle nozze con l'amata.

Ma le fiabe di solito non vanno così in là nella narrazione: raffigurano simbolicamente un ben preciso pezzo del percorso, giusto quella parte che tutti dobbiamo in qualche modo percorrere. Fiabe per esseri umani, fiabe per tutti. Fiabe che alludono a processi di grande integrazione ed equilibrio, a percorsi di sviluppo di capacità superiori, e le rappresentano simbolicamente in termini molto piani e accessibili. Le fiabe non entrano nei dettagli dei processi spirituali di chi riesce ad andare "oltre la soglia", tagliano corto sugli sviluppi successivi con un bel "...e vissero sempre felici e contenti"!

Capitolo 4

Gli animali delle fiabe

Le fiabe che vedono gli animali come protagonisti principali costituiscono una categoria a sé stante, definita appunto "fiabe di animali", che non è quella di cui ci stiamo occupando. Nelle fiabe di magia gli animali compaiono in posizione secondaria rispetto al protagonista e possono svolgere la funzione di alleati o di antagonisti.

Se consideriamo l'intera fiaba come una rappresentazione simbolica delle dinamiche agenti nel soggetto che la produce, gli animali rappresentano in linea generale delle *parti istintive*, meno presenti alla coscienza del soggetto rispetto alle figure rappresentate come personaggi umani. La fiaba struttura un proprio equilibrio interno, nel quale la funzione trainante è incarnata dal protagonista, le funzioni che ostacolano la linea principale di sviluppo sono incarnate dai nemici, e quelle che la favoriscono dagli alleati.

I personaggi umani della fiaba inventata si collocano in posizioni piuttosto vicine alla coscienza del soggetto che la crea; gli animali invece rappresentano forze istintuali presenti e agenti, in aiuto o in conflitto, ma comunque più lontane dalla coscienza; i panorami ambientali raffigurano altre forze ancora, anch'esse presenti e operanti, ma a un livello ancor meno elaborato dalla coscienza dell'inventore.

L'unità del soggetto produttore della fiaba è costituita dal quadro completo degli elementi in gioco. Il fatto che gli animali della fiaba siano spesso animali parlanti, intelligenti e dotati di una intenzionalità comprensibile nel contesto del racconto, indica che essi rappresentano già forme di transizione tra il mondo istintuale inconscio – "inconscio" in quanto non ancora conosciuto dalla coscienza – e il mondo dei significati da essa già acquisiti.

I nemici più temibili che gli eroi delle fiabe a me raccontate dai pazienti si trovano a dover fronteggiare di solito non sono gli animali. Gli animali che compaiono nelle loro fiabe, per quanto feroci, sono spesso animali parlanti, direi "quasi umani", di cui si possono comprendere le motivazioni, con cui si può instaurare un dialogo, una contrattazione, o quanto meno uno scontro alla pari, e compaiono più spesso come alleati che come nemici.

I nemici peggiori degli eroi delle loro fiabe sono rappresentati da una qualche forza bruta, potente ma ottusa, imprevedibile e incontrollabile, o al contrario da una forza molto astuta, magica e potentissima, ma apertamente malefica.

Di fronte all'animale magico, anche quando costituisce un ostacolo, l'eroe della fiaba di solito può mettere in atto qualche strategia di superamento. E spesso accade che alcuni animali, che inizialmente sembrano essere dei nemici, nel seguito della fiaba dimostrino di essere in realtà degli alleati e svolgano una funzione di aiuto.

Molti animali fatati, nel contesto della fiaba, hanno il ruolo di inviati, di emissari o di rappresentanti di una più grande forza simbolica per la quale agiscono; così come molti oggetti fatati ne sono gli strumenti: bacchette magiche, unguenti, pozioni ecc.

Vediamo ora quali sono gli animali che si incontrano più spesso nei racconti di magia.

Il cavallo

Il cavallo è una delle immagini classiche che rappresentano le forze istintuali in senso lato.

Cavallo, cavallo brado, cavallo e cavaliere, cavaliere disarcionato, rappresentano diverse modalità di rapporto tra l'istinto e la coscienza. Il cavallo brado, libero, selvaggio, non domato, è *l'istinto* puro che agisce spontaneamente. Nell'immagine del cavallo con cavaliere, il cavallo è quello che offre un aumento di energia, di potenza e di mobilità, mentre il cavaliere dà la direzione. Nella sua forma più positiva, l'immagine indica una profonda armonia tra cavallo e cavaliere: il cavallo possente ha accettato la guida, il cavaliere esperto lo dirige senza ledere l'animale, anzi occupandosi con cura del suo benessere. È l'immagine ideale di un'armonia tra istinto e ragione, in cui l'energia motrice fornita dalle pulsioni viene canalizzata dalla coscienza. Vediamo in atto un rapporto simbolico analogo a quello che esiste corporalmente tra il sangue e il vaso in cui scorre.

Nelle fiabe compare spesso il cavallo come amico fidato del cavaliere, indispensabile mezzo di espansione del movimento dell'eroe. I due formano una coppia inseparabile, che al di là della semplice utilità del rapporto è legata anche da vincoli di affetto e di fedeltà.

Anche nella mitologia i grandi personaggi avevano la loro propria eccezionale cavalcatura. "Il cavallo bianco come la luce"; "il cavallo nero come la notte"; "il cavallo veloce come la folgore"; "il cavallo alato": l'animale è spesso parte integrante dell'immagine dell'eroe. Ne rappresenta la dinamicità e l'armonia con le forze istintuali.

Al contrario il cavallo che disarciona il cavaliere, il cavallo che si impenna e si imbizzarrisce, o il cavaliere che maltratta il cavallo, rappresentano un rapporto alterato tra istintualità e ragione. Forse è il cavallo che è troppo indocile e ribelle o forse è il cavaliere che lo trattiene troppo e lo forza oltre misura. Diverse possono essere le modalità di un rapporto caratterizzato comunque dal conflitto.

Nel caso di pazienti affetti da *disturbi del ritmo cardiaco*, il cavallo compare spesso nelle fiabe come un elemento importante, che con le sue sgroppate e impennate riflette le alterazioni del battito del cuore e gli conferisce un senso nel contesto del racconto.

Il cavallo compare spesso nelle fiabe nelle versioni di "cavallo solare" dell'eroe o di "cavalcatura infernale" del maligno, simboli di un'istintualità controllata da forze opposte.

Il leone

Il leone, nella sua versione positiva, è un simbolo solare di forza, di coraggio, di conoscenza. Nella sua versione negativa rappresenta la violenza prevaricatrice, l'impulsività incontrollata, la licenziosità sfrenata.

Nella fiaba a volte vediamo il leone intervenire come amico dell'eroe, suo alleato, che compie con lui imprese eccezionali. Rappresenta in questo caso la forza istintuale del protagonista, la sua carica vitale ed emotiva, il suo *coraggio*, che sono chiamati a sostenerlo e devono essere messi pienamente in atto per il superamento della prova.

Altre volte invece il leone è il guardiano del regno proibito a cui l'eroe deve accedere per poter portare a compimento la sua impresa. Abbiamo qui il tema del confronto: l'eroe deve essere "forte come un leone", anzi "più forte di un leone", per poter entrare nel regno fatato e trovare quello che sta cercando.

Il cervo

Il cervo con le sue grandi corna ramificate è citato in molte tradizioni in connessione con l'albero della vita. Nelle fiabe spesso compare all'improvviso nel bosco dove sta cacciando il principe, che affascinato lo insegue per catturarlo, ma si perde e giunge così in luoghi misteriosi, dove poi si svolgono tutti gli eventi principali.

Il cervo ha in questo senso la funzione di *guida*, che conduce dalla situazione iniziale, dal mondo quotidiano e comune dove il giovane protagonista della fiaba è occupato nel suo sport preferito, all'"altro mondo", insolito, fantastico e straordinario, dove si trasformerà in eroe.

Questa funzione di guida è sottolineata nella mitologia dall'accostamento del cervo a Mercurio, il messaggero alato, il mediatore tra il cielo e la terra, il conduttore delle anime oltre i confini della vita.

Per la cerva esiste invece un collegamento con una

femminilità non ancora pienamente formata e integrata nella personalità. Nelle trasformazioni magiche le fanciulle vengono a volte tramutate in cerbiatte e da quello stato iniziano il percorso che le porterà alla fine a diventare principesse.

La colomba

La colomba è un altro dei classici animali in cui vengono trasformate le ragazze colpite da un maleficio o è la forma che esse assumono per sfuggire a situazioni pericolose.

La colomba rappresenta la sublimazione degli istinti, è simbolo di purezza, di una *femminilità tutta spirituale*, che si stacca in volo dal terreno corporeo e che solo nell'immaterialità aerea vive la sua esistenza.

Si tratta di un femminile ideale, che si presenta all'uomo come un principio astratto. Anima, ispirazione: il principe della fiaba la insegue, se ne innamora, ma solo se riuscirà a trasformarla in una donna, in un femminile reale e corporeo, sarà possibile l'unione, altrimenti resterà un puro principio ispiratore, una specie di Beatrice dantesca, di simbolica Sophia.

Spesso compaiono colombe o uccelli simili nelle fiabe delle mie pazienti che soffrono di anoressia, a simbolizzare un loro desiderio di "disincarnarsi", di liberarsi del corpo con tutti i suoi desideri e i suoi bisogni, per farsi "puro spirito". Credo che sia significativa l'analogia tra il "maleficio" operato nelle fiabe classiche da una strega e le difficoltà reali delle adolescenti anoressiche a identificarsi con il modello materno o il loro cercare di sfuggire ai pericoli di una sessualità nascente.

Il lupo

Il lupo delle fiabe nella versione negativa è una rappresentazione della violenza, del sopruso sessuale e della licenziosità; nella versione positiva è invece simbolo di fecondità e di tenacia nella solitaria ricerca interiore.

Il lupo di Cappuccetto Rosso è il maschile seduttore, pericoloso sul piano sessuale, a cui la bambina rischia di soccombere, ancora troppo acerba e priva di modelli di identificazione femminile validi.

Ma è proprio il lupo a essere invocato invece nei riti agresti della fecondità, simbolo qui di un maschile sessualmente fecondo, che viene auspicato, venerato e invitato.

Il lupo delle fiabe è a volte "lupo nero", feroce e distruttore, spinto da un appetito fisico insaziabile, e altre volte "lupo azzurro", lupo solitario, eremita lontano dalle passioni del mondo. A volte è "lupo mannaro", il licantropo in cui l'uomo si trasforma nelle notti di luna piena, regredendo a uno stato bestiale, e a volte è "lupo sciamano", simbolo di uno stato di elevazione spirituale, da cui il saggio della tribù deriva le sue capacità curative.

Nelle fiabe inventate dai miei pazienti compaiono spesso lupi, sia "lupi cattivi" a raffigurare un maschile brutale o con appetiti fuori controllo, sia "lupi solitari" a raffigurare un maschile inavvicinabile, tanto si mantiene distaccato da coinvolgimenti emotivi.

Il serpente

Il serpente è uno dei simboli più potenti dell'immaginario collettivo, antichissimo e affascinante nella complessità dei suoi significati.

Per alcuni aspetti è il simbolo dell'"inizio". Inizio dell'evoluzione della specie e dello sviluppo della coscienza. La nostra stessa struttura cerebrale si è evoluta per sovrapposizioni, dalle strutture più antiche che dominano la vita viscerale (il cosiddetto "cervello rettile" appunto), alle strutture che governano lo stato emotivo, fino a quelle che coordinano i processi razionali. Il rettile, il serpente, ancestralità fondante, rimane il simbolo delle *origini*, degli inizi del lungo cammino.

Nella tradizione orientale il processo di evoluzione spirituale parte dal risveglio della Kundalini, dell'energia interiore raffigurata come un mitico serpente che dorme arrotolato alla base dell'osso sacro. Il serpente energia Kundalini è profondamente immerso negli strati più viscerali dell'essere, ma è proprio il suo risveglio quello che indica l'inizio dell'ascesa verso le regioni superiori della coscienza.

Il significato fallico del serpente si ricollega al tema della forza libidica che si risveglia, che si erge e inizia a dirigersi verso la sua meta.

L'uroboros, il mitico serpente che si tocca la coda, rappresenta la circolarità di un processo. È l'immagine simbolica dell'inizio e della fine, della vita e della morte, del cerchio perfetto in cui tutto trova la sua origine e la sua conclusione. L'uroboros è il simbolo della totalità, della divinità da cui tutto sorge e a cui tutto ritorna, è maschile e femminile insieme, unità precedente alla separazione delle polarità e degli opposti, ermafrodita autogeneratosi autorigenerantesi.

Capitolo 5

I paesaggi delle fiabe

Possiamo considerare anche i paesaggi delle fiabe come degli elementi strutturali simbolicamente significativi nell'equilibrio complessivo del racconto immaginario. Essi si collocano a un livello ancora più profondo e più lontano dalla coscienza rispetto ai personaggi umani e animali: fanno per così dire da sfondo, da *substrato* costituente, da tessuto sul quale si traccia il ricamo del racconto, da tela su cui si dipingono le immagini.

Il fatto che i paesaggi cambino con lo svolgersi del racconto indica una trasformazione del contesto generale in cui si collocano gli eventi descritti dalla vicenda principale.

Per analizzare il significato dei paesaggi possiamo riferirci agli elementi fondamentali che li compongono: terra, acqua, aria e fuoco, e osservare l'equilibrio in cui essi si dispongono tra di loro.

L'acqua e la terra rappresentano simbolicamente la polarità femminile. *La terra è la concretezza materiale* del femminile, che fornisce la sostanza ai processi creativi. La Madre Terra, il grembo della terra, il terreno vero e proprio, costituiscono una sorta di utero simbolico in cui vengono contenuti e nutriti i semi: nell'oscurità del ventre della terra inizia il processo di formazione del nuovo essere vegetale. Quando tale processo sarà giunto a uno stadio sufficiente di evoluzione, la pianticella "nascerà" alla luce. Avverrà simbolicamente il suo ingresso, dal mondo originario invisibile e notturno del femminile, nel mondo diurno, solare e visibile del maschile.

Possiamo tracciare una linea di demarcazione simbolica tra cielo e terra, tra maschile e femminile, tra conscio e inconscio, lungo il *confine tra il visibile e l'invisibile*.

"Sopra la terra", "fuori dall'acqua", si espande il regno del visibile, del manifesto. "Alla luce del sole" avvengono i processi percepibili dalla coscienza come propri e dotati di significato. Il mondo visibile può rappresentare la parte cosciente dell'individuo, manifesta a sé e agli altri.

"Sotto la terra", "dentro al mare", vive simbolicamente "un altro mondo". Si tratta di un mondo riccamente popolato, vitale, che sta anzi alle radici della vita. Ma è un mondo poco noto, poco conosciuto, poco esplorato e difficile da esplorare. Non possiamo vedere le radici di una pianta viva senza turbarne l'equilibrio, come non possiamo esplorare senza strumenti adatti le profondità marine. Pure la terra nasconde nelle sue viscere profonde i propri tesori: gemme, diamanti e pietre preziose; e dalla vitalità del suo nucleo energetico più interno dipende la possibilità di vita in superficie.

L'eroe della fiaba deve spesso scendere "sotto terra" per accedere al regno fatato dove troverà ciò che sta cercando, oppure deve andare "in fondo al mare" per recuperare i tesori perduti che gli permetteranno di concludere la sua impresa.

Simbolicamente all'altro polo rispetto alla terra e all'acqua, si collocano il cielo e il fuoco, rappresentanti dell'energia maschile. Alla luce del sole, nel manifesto, si colloca, come dicevamo, la coscienza. Come la notte e il buio sono i rappresentanti simbolici dell'inconscio, l'oscurità tenebrosa con cui la coscienza raffigura ciò che è fuori dal suo campo visivo, così il sole, il fuoco, la luce che squarcia le tenebre rappresentano simbolicamente i contenuti che emergono dall'inconscio e vengono integrati nella coscienza.

Il cielo rispetto alla terra è il luogo dello spirito rispetto a quello della materia. Il processo evolutivo ascensionale origina negli strati terreni del biologico dove esso ha le sue radici, e da lì trae forza per il cammino verso le regioni aeree dello spirito.

Osserviamo più da vicino alcuni dei paesaggi classici delle fiabe.

La foresta

L'albero è uno dei rappresentanti simbolici più noti e più studiati fin dall'antichità. *L'albero della vita* rappresenta la mediazione tra la terra e il cielo. Nella terra affonda le sue radici, da essa trae le sostanze necessarie alla sua sopravvivenza, da lì è sorto e da lì si è sviluppato. Si protende poi verso l'alto, verso il cielo, in cui immerge nuove radici, che suggono dall'energia solare il nutrimento complementare.

L'albero ha una struttura speculare: tanto si espande sotto terra, nell'invisibile, tanto si erge sopra la terra, nel visibile. Racchiude nella sua immagine tutta l'armonia e l'unità tra le due polarità, nonché il senso del movimento di sviluppo "da dove e verso dove", con cui si attua il collegamento tra i due mondi.

L'albero cresce, si copre di foglie, di fiori, di frutti e si riproduce. Albero secco, albero spoglio, albero sterile, albero sradicato, albero spezzato costituiscono altrettante immagini significative di un processo vitale alterato, interrotto o esaurito.

Una buona parte degli eventi significativi delle fiabe si svolge *nella foresta*. La foresta è una delle rappresentazioni simboliche ricorrenti dell'"altro mondo", del mondo dell'inconscio. La foresta è un femminile simbolico, un femminile ancestrale, originario e naturale.

"Cammina e cammina, il principe arrivò ai margini della foresta..." All'inizio della fiaba spesso il protagonista va, si trova o viene abbandonato "nel bosco", e da lì iniziano le sue peripezie.

Nella foresta difficilmente i protagonisti rimangono a lungo: vengono da un altro luogo e vanno verso un altro luogo. La foresta delle fiabe è un *mondo di passaggio*, in cui i protagonisti entrano e da cui escono, in cui avvengono certi eventi fondamentali per l'acquisizione di poteri magici e in cui si svolgono molte delle prove che li qualificheranno come eroi.

I riti puberali di iniziazione venivano compiuti preferibilmente in luoghi boscosi, nascosti, lontani dalla residenza abituale del clan. Gli abitanti stabili della foresta sono sempre stati rappresentati dall'immaginario collettivo come dei personaggi fatati: streghe, maghi, orchi, fate, gnomi, folletti ecc. Buoni o cattivi, sono comunque degli esseri fuori del normale: la vita comune si svolge altrove.

La grotta

Le grotte, gli antri, i cunicoli, i passaggi segreti possono essere considerati simbolicamente come *luoghi di accesso* alle profondità dell'inconscio. La grotta è un'entrata nelle viscere della Madre Terra. I processi di immersione nell'inconscio sono stati spesso rappresentati spazialmente come delle "discese". Dai castelli si scende nelle segrete, dalle botole si accede ai sotterranei misteriosi, attraverso le grotte si penetra nelle profondità della terra. Come per la foresta, gli abitanti stabili delle grotte, i suoi residenti, sono strani esseri: mostri, spiriti, eremiti. Nelle tradizioni del folclore, ogni grotta è abitata da uno spirito benefico o malefico, da scongiurare o da ingraziarsi.

Il deserto

Completamente all'opposto dei luoghi acquatici, boschivi e palustri, sta il deserto. Luogo anch'esso fuori dell'ordinario, dove si svolgono dure *prove* di eroismo e dove si incontra il divino. Luogo da attraversare, a cui sopravvivere per uscirne rafforzati, il deserto sottolinea una marcata valenza maschile nel simbolismo ambientale: nel deserto manca del tutto l'acqua mentre il sole domina signore assoluto. La polarità maschile disgiunta dal suo opposto femminile non può essere molto feconda: il deserto ha poca vegetazione e vita, quanto all'altro estremo simbolico ha poca vita un ghiacciaio.

Il deserto è il luogo delle allucinazioni, delle visioni e delle tentazioni. È facile perdercisi, tanto fisicamente quanto in senso simbolico. Cristo si rifugia quaranta giorni nel deserto e lì si confronta con la materia: con la materialità del corpo (la fame e la sete) e con la materialità dello spirito (le tentazioni di Satana e le brame di potere terreno). Il deserto è il luogo dell'isolamento, della solitudine, del ritiro interiore lontano da ogni contatto con il mondo, è un altro luogo di grandi confronti ma non di permanenza.

La montagna

La montagna rappresenta simbolicamente l'ostacolo da scalare, la *prova* da superare. Anch'essa si presenta spesso nello scenario simbolico dell'azione di conquista.

L'obiettivo può essere "oltre la montagna": in questo caso la montagna funge da impedimento, da barriera che si frappone al raggiungimento della meta, da problema da risolvere per poter proseguire il cammino. O invece l'obiettivo può essere "sulla cima della montagna" stessa: la montagna si fa allora rappresentante delle difficoltà e delle fatiche dell'ascesa verso la realizzazione.

Ma neppure la cima della montagna è la normale sede di residenza dell'eroe: in cima alla montagna più impervia può vivere l'eremita o lo stregone, il santo o il diavolo, ma non l'eroe delle fiabe. Per il principe della fiaba anche la cima della montagna rappresenta un luogo di passaggio.

Il mare

Il mare è un altro grande simbolo dell'*inconscio*.

Mare come profondità abissale, "al di sotto" del visibile, da cui sono emerse la terra e la vita sul pianeta, rappresenta la forza inconscia biologica, da cui la coscienza è andata via via differenziandosi. Il mare come acqua primordiale alle origini della vita, come liquido amniotico dell'utero terrestre, rappresenta la Grande Madre di ogni forma di esistenza. Il mare con la sua enorme forza, terrifica e generatrice, riassume le opposte valenze del pericolo mortale e della fonte di vita.

Nelle fiabe l'eroe deve a volte attraversare il mare per compiere la sua impresa. "Attraversare la grande acqua" è uno dei simboli dell'*I Ching*, antico testo divinatorio cinese, e indica la necessità di intraprendere una grande azione.

Altre volte l'eroe della fiaba deve immergersi nel mare, inabissarsi fino a raggiungerne il fondo, dove giace il tesoro perduto o dove si apre il regno fatato. Siamo ancora nel campo dell'immersione nell'inconscio ed è chiaro il rischio di questa prova: dal mare si può non riemergere mai più, inghiottiti dalle sue profondità, oppure si può riaffiorare vincitori, con l'oggetto desiderato o avendo acquisito capacità straordinarie.

Dal mare provengono i pesci fatati che donano ai pescatori anelli preziosi che soddisfano ogni desiderio, dal mare provengono mostri feroci che spargono il terrore, nel mare vivono le balene il cui ventre occorre attraversare per morire e rinascere a nuova vita.

Tutti i luoghi naturali estremi – deserti, abissi marini, vette impervie – nelle fiabe sono i "luoghi di passaggio" in cui si affrontano le grandi prove: fungono da cornice simbolica per il salto di qualità da protagonista a eroe.

Il castello

Il castello non è un paesaggio naturale, tuttavia può essere preso in considerazione come uno degli "scenari simbolici" e in questo senso come uno dei "paesaggi" in cui si svolge la fiaba.

Il fatto che non si tratti di un elemento naturale ma artificiale, costruito dall'uomo e in qualche modo scelto e voluto dal suo proprietario, indica che esso non costituisce una rappresentazione di un equilibrio biologico o di quelle leggi naturali ineluttabili all'interno delle quali si sviluppa l'azione immaginativa, ma al contrario rappresenta il *contesto cosciente* in cui tale azione viene collocata.

Il castello delle fiabe "rappresenta" simbolicamente il suo proprietario: ne costituisce una sorta di riflesso esterno, visibile e a esso coerentemente correlato. La strega può anche vivere in un antro buio, pieno di ragnatele e di pipistrelli, o in una casetta di pan di zucchero dotata di stie per l'ingrasso dei bambini e di forni per cuocerceli, il cattivo può vivere in un castello da film dell'orrore, ma l'eroe no.

Il castello in un certo senso è il "vestito" di colui che lo abita: può corrispondergli perfettamente come manifestazione esteriore adeguata di ciò che è, o costituire invece la maschera sotto cui si cela. In questo senso nelle fiabe l'abitazione è comunque simbolicamente significativa rispetto alla funzione che il suo proprietario svolge nel racconto.

Nel caso esista una corrispondenza diretta, vediamo i castelli d'oro e di pietre preziose, i saloni di rubino e di smeraldo che conducono a troni di diamante, per indicare simbolicamente il valore dell'essere che ne dispone. Così come abbiamo lugubri castelli di pietra nera, avvolti nella bruma, irti di torri merlate tra cui gracchiano i corvi, che già da lontano preannunciano un salone guarnito di scheletri. Nel caso invece dell'inganno o della trasformazione il bellissimo castello o l'allettante casetta di marzapane si trasformano in trappole mortali, come la semplice e modesta dimora della vecchina diventa il palazzo della fata.

L'eroe delle fiabe sembra di solito abbastanza acuto da intuire subito le trappole che si celano nei castelli, specialmente se arriva già come protagonista adulto e combattente, mentre impara a riconoscerle a sue spese quando entra in scena come protagonista bambino dotato della più infantile ingenuità.

Le immagini visive prodotte dalle fiabe inventate offrono comunque spesso degli elementi anticipatori di quanto andrà a succedere, degli "indizi": quando il tema è l'inganno anche la modesta dimora abitata da una gentile vecchina o la splendida reggia dorata lasciano trasparire da piccoli segni e da "incongruenze" la presenza di esseri malefici. L'eroe combattente è attento a cogliere tempestivamente questi segnali e si regola di conseguenza; il bimbo ingenuo cade nella trappola e poi cerca disperatamente di salvarsi; il ragazzino sveglio e animato dalle migliori intenzioni sembra seguire una specie di fiuto animale che lo porta a compiere istintivamente le azioni più appropriate.

Capitolo 6

La struttura della fiaba

L'insieme della fiaba

Possiamo considerare l'intera fiaba come un'unità in movimento, costituita da più elementi che si aggregano e si scindono, si contrappongono e si sostengono, creando differenti equilibri. La fiaba inizia descrivendo una situazione, dichiarando le forze in campo e le loro relazioni. Tale stato iniziale giunge rapidamente alla crisi, perché l'equilibrio era già precario e instabile o perché intervengono nuovi elementi che lo travolgono. A questo punto si pone il problema di trovare una nuova e più favorevole correlazione tra le forze in gioco. La fiaba procede attraverso diversi passaggi e si conclude per definizione con "e vissero felici e contenti". Rappresenta cioè un percorso che parte da un determinato stato di cose, ne presenta la crisi, ne ricerca le soluzioni e ne prospetta la conclusione più favorevole. In sostanza *la fiaba presenta conflitti e possibili soluzioni di essi*.

La dinamica della soluzione

La fiaba può iniziare con: "C'era una volta un vecchio re che aveva tre figli..."; "C'era una volta un povero boscaiolo che non aveva di che sfamare la sua famiglia..."; "C'era una volta una regina che non poteva avere figli...". Qui vengono presentati gli elementi iniziali del racconto. Di lì a poco si capirà chi è l'eroe o l'eroina protagonista:

non il vecchio re ma uno dei suoi figli, non la regina sterile ma la figlia che poi riuscirà ad avere.

A questo punto si delinea anche il problema del protagonista: deve trovare qualcosa, o deve liberarsi da un maleficio, o deve sopravvivere a una situazione pericolosa. Si comincia anche a capire meglio qual è la relazione tra le forze in campo: quali sono gli alleati del soggetto principale e quali sono i suoi nemici, chi svolge una funzione a lui favorevole e chi gli è di ostacolo.

Poi la fiaba giunge al punto massimo di crisi: l'impresa da compiere è definita, ma il protagonista non sa proprio come fare a portarla a termine, non vede possibilità, né vie d'uscita. A questo punto la soluzione può scaturire dal protagonista stesso o dall'intervento di un aiutante.

Nel primo caso, l'eroe dà fondo a tutte le sue risorse di intelligenza, scaltrezza, forza e coraggio, e riesce a superare il momento critico. Spesso l'idea risolutrice gli viene di punto in bianco, per intuizione, per illuminazione improvvisa. "L'intuizione improvvisa" è la modalità con cui la coscienza percepisce l'emergere di un contenuto dall'inconscio. Si tratta in questo caso di un metaforico collegamento tra i due mondi: il lampo dell'intuizione equivale a un tuffo repentino nelle acque dell'inconscio e a una rapida emersione con in mano il tesoro, la chiave di volta del problema.

Più spesso però la soluzione è raggiunta invece mediante la comparsa di un aiutante fatato. L'"alleato" può essere un animale che aiuta l'eroe nel compimento della sua impresa o una figura magica che in quattro e quattr'otto sbriga l'impossibile o uno strumento fatato di cui l'eroe entra in possesso.

Generalmente l'eroe utilizza le proprie capacità quando si tratta di compiere imprese sicuramente impegnative ma non impossibili: è il caso del ragazzino scaltro o del tontolone senza paura che riescono, solo grazie alla loro intelligenza o al loro candore, a superare ogni difficoltà. Quando invece l'impresa da compiere supera chiaramente i limiti delle possibilità umane si riferisce a un campo più strettamente simbolico: è simbolico il significato dell'impresa stessa ed è simbolico il mezzo con cui viene compiuta. Compaiono allora i personaggi più tipicamente fiabeschi: le fate e gli animali parlanti; ed entrano in azione gli oggetti magici: le bacchette, gli anelli, i pettini.

Così viene rappresentata simbolicamente nelle fiabe la situazione in cui solo l'attivazione di funzioni superiori, che vanno integrate dalla coscienza, può portare a una soluzione del problema.

Stadi della coscienza

Nelle fiabe i confini tra i regni e le specie sono mobili e superabili in entrambe le direzioni: i ranocchi diventano principi, i maghi topi, le cerbiatte fanciulle e i bambini asini. Prima abbiamo ordinato gli elementi della fiaba (i paesaggi, gli animali e i personaggi umani) a seconda della distanza a cui si trovano le forze che essi rappresentano simbolicamente dalla coscienza dell'autore. Questo presuppone il considerare la fiaba come una raffigurazione completa delle dinamiche interiori del soggetto che la produce, delle dinamiche coscienti come di quelle inconsce.

L'eroe protagonista rappresenta l'elemento cosciente, è l'immagine reale o ideale che l'autore ha di sé: l'Io o l'ideale dell'Io. Il suo antagonista è l'ombra, è l'immagine che raffigura le tendenze di cui l'autore è meno cosciente, quelle che ha più difficoltà a riconoscere come proprie, ad accettare e a gestire.

In entrambi i casi i personaggi umani della fiaba rappresentano simbolicamente forze psicologiche abbastanza vicine alla coscienza dell'autore. Quando invece entriamo nel campo degli animali, abbiamo a che fare con forze pulsionali più istintive, più legate al mondo degli affetti, più lontane dal piano razionale e percepite dal soggetto come proprie (amici) o proiettate come altrui (nemici). Quando si tratta di forze della natura o di esseri decisamente superiori o inferiori all'umano (come gli angeli o i mostri) sono in gioco forze simboliche ancora più potenti, originarie o biologiche, decisamente fuori dal controllo cosciente.

Nelle fiabe il passaggio dei personaggi da un regno all'altro può indicare un'evoluzione verso la coscienza delle forze che essi rappresentano o una loro regressione verso l'inconscio. "Ascesa" o "discesa" filogenetica: l'animale che diventa uomo rappresenta simbolicamente un istinto che viene riconosciuto e accettato ed entra così a far parte del regno della coscienza; l'uomo che decade ad animale rappresenta una funzione psicologica che riaffonda nell'inconscio, che esce dal regno della coscienza.

L'equilibrio tra bene e male

La fiaba innanzitutto "dipinge" gli elementi in gioco, li rappresenta, dà loro un volto, li rende riconoscibili. Dopodiché presenta le relazioni fra tali elementi, le interazioni positive o negative, di appoggio o di contrapposizione. Infine presenta chiaramente il problema e il suo superamento, grazie alla funzione trainante dell'eroe. La fiaba in genere tende a mantenere uniti, armonici, quanti più elementi possibili. La funzione dell'eroe in questo senso è unificante rispetto a quella dell'antagonista che invece è disgregante. L'equilibrio finale prospettato dalla fiaba prevede la permanenza nella struttura generale degli elementi negativi, ma delinea un rapporto di forze in cui prevalgono decisamente gli aspetti positivi. Traducendo questo percorso in termini psicologici di dinamica delle forze interiori, la fiaba prevede, anzi include come elementi essenziali, le tendenze negative dell'animo umano e dà loro un volto, una rappresentazione immaginaria.

A fronte del terrore cieco, dell'angoscia immotivata, della paura di qualcosa senza nome, che può sopraffare un individuo, la produzione di un immaginario fiabesco opera innanzitutto una sorta di rassicurante delimitazione e di contenimento: dipinge il fantasma minaccioso, lo rende visibile, ne definisce la forza, la logica e le motivazioni. E già questo ha una funzione estremamente sdrammatizzante sulla psiche dell'autore. Al bambino il Babau fa molta più paura del maestro: il Babau è una forza oscura, invisibile e incontrollabile, mentre il maestro, per quanto antipatico possa essere, è un'entità conosciuta, dai poteri definiti e più facilmente affrontabile. Ciò vale anche per la psiche di un individuo adulto, esposto a una minaccia oscura piuttosto che a un pericolo definito. Dipingere con la fantasia l'immagine del Babau, "dargli un volto", per un soggetto adulto in stato di angoscia equivale al ridurre il Babau a maestro. La fiaba non nega l'esistenza del male, dell'angoscia, della paura, della sofferenza, ma la circoscrive in immagini ben definite, e successivamente raffigura simbolicamente il loro superamento.

La fiaba segue esattamente quel tratto di percorso che conduce da un problema alla sua soluzione, e solo quello. Non esistono fiabe senza problemi. A volte gli adulti dicono "sembra una fiaba" a proposito di una situazione in cui ogni cosa si svolge in modo insolitamente idilliaco. Forse non ricordano più le fiabe! "C'era una volta una valle con un bel prato verde, il sole splendeva, gli uccelli cantavano, il ruscello scorreva gorgogliando tra i sassi..." Sì, e poi? Questa non è una fiaba, può essere solo il preludio al dramma che sta per svolgersi.

Né, d'altra parte, la fiaba va oltre la soluzione di un problema: "...e vissero felici e contenti", punto. La fiaba non si dilunga poi per pagine e pagine a descrivere quanto felici e quanto contenti fossero i protagonisti. Se il racconto dovesse proprio proseguire oltre, inizierebbe una nuova fiaba: "Vivevano felici e contenti, quando...".

CAPITOLO 7

Il corpo e la fiaba

Possiamo vedere l'organismo umano come un'unità complessa, costituita da funzioni e organi differenti, che agiscono in armonia tra loro, dando luogo nell'insieme a un processo unico. Ogni singola funzione si sviluppa nell'alternanza ritmica tra movimenti opposti: pensiamo all'inspirazione ed espirazione polmonare, alla sistole e diastole cardiaca, all'assunzione ed eliminazione intestinale.

Nella medicina cinese i vari organi e funzioni rappresentano dei "mondi", fisici quanto psichici, a sé stanti, definiti, differenti l'uno dall'altro, che si coordinano in un movimento unitario attorno a un ideale centro. Il rene e la vescica non sono semplicemente due organi fisici, ma le polarità complementari, simbolicamente maschile e femminile, yin e yang, di un'unica funzione. Tale funzione è fisica quanto psichica: si realizza sul piano della materia in un determinato processo fisiologico e sul piano spirituale in un analogo movimento della psiche. Al "mondo del rene" corrisponde una costellazione di immagini acquatiche, ben differente per esempio dalla costellazione di immagini solari legata al "mondo del cuore". Lo stato generale di salute è definito come armonia tra le varie funzioni e come equilibrio, all'interno di ognuna di esse, tra la funzione yin e yang.

L'unità psicofisica

Se pensiamo all'unità di fatto dell'essere umano, vediamo che i processi fisici e quelli psichici avvengono contemporaneamente. In qualità di osservatori esterni possiamo seguire la logica della distinzione tra corpo e psiche, portare l'attenzione solo sui processi organici e seguire il loro sviluppo, o solo sui processi psichici facendo altrettanto; oppure possiamo tentare di cogliere l'unità del fenomeno psicofisico in atto, portando l'attenzione sulle somiglianze di senso tra i due ordini di processi in corso.

Un essere umano in un dato momento della sua esistenza si trova in un certo stato fisico, oggettivamente verificabile; ha determinati pensieri, emozioni e sensazioni, che può esprimere verbalmente; ha particolari comportamenti nelle sue relazioni con gli altri, osservabili dall'esterno; fa particolari sogni che può riferire, disegni che può mostrare, e così via. Come osservatori esterni possiamo focalizzarci su uno solo di questi diversi aspetti della sua esistenza e definire il processo in corso nei termini tipici della modalità di osservazione che abbiamo adottato: medica, psicologica, sociologica, artistica ecc. Oppure possiamo tentare di osservare l'avvenire concomitante di tutti questi fenomeni diversi in uno stesso arco di tempo, notarne le analogie e cercare di cogliere l'"unità" del processo in atto e il suo "significato".

La traducibilità dei linguaggi

Partendo dal concetto che l'essere umano è in realtà un'entità unica, che si realizza contemporaneamente sul piano corporeo, psicologico e relazionale, possiamo cercare i punti di contatto tra queste sfere dell'esistenza in ogni trasformazione in corso.

Viktor von Weizsacker, medico e psicoanalista tedesco, parla dell'essere umano come di un'unità gestaltica, che include le sfere del biologico (corpo), dello psichico (emozioni, pensieri, sogni) e del sociale (relazioni con l'ambiente). Egli ritiene che ognuna di queste sfere si esprima in un linguaggio proprio, specifico, ma *traducibile* nel linguaggio di ognuna delle altre sfere.

Uno stesso evento può allora essere "espresso" in termini di modificazione organica, di cambiamento emozionale o di trasformazione delle relazioni interpersonali. Ogni evento che coinvolge prioritariamente, nella percezione del soggetto, una di queste sfere, si trasforma però automaticamente in una modificazione analoga nelle altre sfere. La rottura di una relazione sentimentale per esempio si presenta come un fenomeno riguardante la sfera sociale (delle relazioni con gli altri), ma comporta anche un cambiamento nella sfera emotiva e dei pensieri e spesso anche una visibile variazione dello stato fisico.

Nello stesso senso si esprime Medard Boss, psicosomatista svizzero, che applica le categorie dell'analisi esistenziale ai disturbi organici, parlando di "modi d'essere al mondo", che sono contemporaneamente fisici, emozionali e relazionali.

L'immaginario come espressione simbolica

Come si colloca l'immaginario in questo contesto?

L'immaginario, inteso come produzione creativa di un soggetto in un momento dato, fa parte di quella serie di eventi, verificantisi su vari piani, mediante i quali il movimento esistenziale si realizza e si manifesta.

In particolare, la produzione immaginativa è frutto di una funzione mentale in stretto collegamento con l'emotività e con i processi corporei. Spesso un'immagine di fantasia è più adatta di un'espressione di pensiero logico-razionale a rappresentare compiutamente uno stato d'animo in tutta la sua complessità di sfumature. L'immagine fantastica riesce a "dare un volto", una forma visiva definita, a un sentimento o a una sensazione organica. Per esempio può essere difficile descrivere compiutamente a parole una certa sensazione gastrica, mentre l'espressione per immagini "è come se avessi un macigno sullo stomaco", piuttosto che "è come se avessi un fuoco che brucia", rende bene l'idea del tipo di disturbo.

Esistono alcune grandi figure dell'immaginario, o meglio ancora delle "costellazioni di immagini", che si possono raggruppare fra loro, in quanto esprimono in forme differenti un unico concetto. È il caso della terra, dell'acqua e della luna, che simbolicamente richiamano tutte l'idea del femminile, cogliendolo però sotto diversi aspetti, o è il caso della spada, del bastone e della freccia, che richiamano tutte una simbologia fallica maschile.

Possiamo allora chiederci se non esista una correlazione generale stabile tra alcune costellazioni di immagini e alcuni organi o funzioni corporee. Una certa costellazione di immagini, corrispondente al femminile in senso lato, può essere collegata all'utero e alla funzione riproduttiva femminile in senso fisico, come una costellazione di immagini falliche può essere collegata al pene e alla funzione fecondante. Ma quali sono le immagini avvicinabili per analogia alla funzione cardiaca o a quella respiratoria o gastrica?

Nella fiaba compaiono delle "grandi figure" che svolgono funzioni definibili e che si coordinano tra loro secondo un preciso modello dinamico. Nel corpo abbiamo "grandi sistemi" organici che svolgono funzioni altrettanto ben definite e che si correlano tra loro secondo precisi rapporti. Possiamo così ipotizzare un collegamento tra la struttura corporea e la struttura dell'immaginario.

L'immaginario non è completamente caotico e privo di struttura. Se osservato da vicino, presenta alcuni temi ricorrenti e alcuni modelli di relazione tra gli elementi. Possiamo tentare di individuare a quali organi/funzione corrispondano alcune costellazioni di immagini e a quale modello di influenza tra le funzioni organiche corrispondano le dinamiche relazionali presentate dalle fiabe.

Gli organi e la fiaba

La pelle rispetto all'intero organismo svolge una funzione di contenitore, di confine, di limite, entro il quale si collocano tutti gli altri organi. Tale superficie da una parte separa ciò che è dentro da ciò che è fuori, lo divide e lo delimita precisamente; ma d'altra parte lo mette anche in relazione, svolge funzioni di scambio con l'esterno, sia di secrezione sia di assorbimento. Una funzione analoga è svolta a livello psichico dall'Io, una sorta di "pelle psichica", che separa ciò che si riferisce al soggetto da ciò che si riferisce all'esterno. La pelle delimita un individuo, lo distingue come unità a se stante e contemporaneamente lo mette in comunicazione con l'esterno, esattamente come fa la struttura psichica dell'Io.

L'uomo nel suo insieme, sia come corpo sia come individuo, può essere rappresentato anche con l'immagine di una casa: con la sua superficie perimetrale, le sue mura, le sue porte, le sue finestre, con le sue differenti stanze interne in cui si compiono funzioni specifiche.

Il cuore, che si colloca al centro della circolazione sanguigna, punto d'arrivo e di partenza del percorso ematico, punto di raccolta e centro propulsore del movimento, è tradizionalmente collegato all'immagine del sole attorno a cui il nostro sistema planetario si muove; può essere rappresentato dal centro del cerchio a cui arrivano e da cui partono i raggi che conducono alla circonferenza; o dall'estate in cui si raccolgono i frutti del ciclo produttivo passato e si prelude a quello futuro. Il cuore può essere messo in relazione con la figura fiabesca dell'eroe come cuore ideale del racconto; o con quella del re come centro ideale del reame; con il leone come re degli animali o con il cavallo come energia istintiva dal ritmico galoppo.

Gli uccelli, mediatori aerei tra il cielo e la terra, e tutte le "guide" delle fiabe, sono figure mercuriali che conducono i protagonisti da un luogo all'altro e possono essere molto più vicine simbolicamente alla funzione polmonare.

Gli alberi e le foreste, se possono da un lato rappresentare in generale l'uomo intero o il suo inconscio, possono più riduttivamente essere simili nel corpo ai capelli, che affondano le loro radici nella terra della cute e si elevano in alto verso il cielo dell'aria.

Capitolo 8

La fiaba e la malattia

Se consideriamo in generale lo stato di salute come una sorta di equilibrio armonico tra i vari organi e funzioni, possiamo vedere nella "malattia" una rottura di tale equilibrio.

Con questa impostazione la medicina tradizionale cinese ha inteso i vari disturbi e i corrispondenti "sintomi" come dei prodotti finali ormai manifesti di uno stato interno più generale di squilibrio tra le grandi funzioni organiche (in particolare tra le loro cariche energetiche yin e yang).

All'eccesso di una data funzione deve, in questo quadro, necessariamente corrispondere una riduzione della funzione complementare: a un eccesso yin su un certo canale energetico corrisponde una carenza yang sul suo complementare e viceversa. In tale medicina la terapia si muove seguendo la logica del "riequilibrio delle cariche energetiche": della stimolazione delle funzioni depresse e della sedazione di quelle eccitate.

La malattia come non equilibrio

Questa visione della malattia è traducibile per la mentalità occidentale in termini di iperfunzione o ipofunzione di un organo o di iper-ipo attività delle innervazioni simpatica e parasimpatica.

Se entriamo nel campo psicologico possiamo osservare

le alterazioni dello stato d'animo secondo lo stesso modello di eccessi o di carenze.

Medard Boss parla di "due modi tipici di ammalarsi" fisicamente quanto psichicamente: l'uno dovuto all'*esasperazione* di un determinato "modo d'essere", che diviene l'unico e il solo adottato nell'approccio al mondo, l'altro dovuto all'*esclusione* di un determinato "modo d'essere" dalla dinamica esistenziale.

Possiamo farci un'idea di queste due possibili modalità di alterazione del moto naturale dell'esistenza immaginando per esempio un soggetto che affronti il mondo in maniera sempre e solo attiva-aggressiva, esasperando questa modalità al punto da non concedersi mai un momento di tregua, da non vivere mai momenti di rilassamento, di passività e di ricettività; e immaginando, al contrario, un soggetto che sia sempre e solo cedevole e accondiscendente, che non esprima mai le parti attive e aggressive della sua personalità. In entrambi i casi siamo di fronte a una condizione di "disequilibrio", per eccesso o per difetto, della funzione attiva o recettiva.

In senso più generale possiamo vedere la malattia come l'esasperazione di alcune funzioni e l'insufficienza di altre. L'equilibrio generale tra le diverse funzioni, la loro armonia, non risulta possibile ogniqualvolta esista un eccesso o una carenza di attività in una di esse. Al di là della forma specifica che può assumere la manifestazione esteriore di tale alterazione (il sintomo), il problema risiede a monte: nello stato generale di disequilibrio.

In che direzione riequilibrare

Accennavo precedentemente alla possibilità di correlare gli eventi fisici, psichici e sociali che avvengono nel contesto esistenziale di un individuo in un determinato momento, al fine di cogliere l'unità del processo in atto e il suo significato. Ciò è particolarmente importante quando la modificazione in corso assume le caratteristiche di malattia, perché in questo caso solo la comprensione del significato generale della trasformazione in atto e della direzione in cui essa si muove può fornire buone basi per un intervento terapeutico. In altri termini se vediamo la malattia come una rottura dell'equilibrio psicofisico generale, dovuta all'eccesso o alla carenza di attività di una delle funzioni, mediante un'esatta comprensione di quale sia la funzione alterata e in quale senso sia alterata (per eccesso o per difetto) possiamo stabilire il tipo di intervento più opportuno.

Immaginiamo per esempio un soggetto che soffra di ipertensione, che conduca una vita estremamente stressante, sfruttando sempre fino al limite le sue energie, che accumuli rabbia e irritazione senza esprimerle apertamente e che faccia sogni di incendi che divampano in ambienti chiusi. Questo per sommi capi è un quadro generale abbastanza comune della situazione di vita in cui si trovano molti ipertesi. Possiamo cogliere il senso generale di quanto sta accadendo a questo individuo e rappresentarlo con l'immagine "di una pentola a pressione su un fornello acceso con la valvola di sicurezza otturata". Questa immagine di fantasia ha un significato simbolicamente simile a quello del fenomeno che sta avvenendo sul piano organico con un aumento della pressione sanguigna, sul piano psicologico con l'accumulo di emozioni infuocate che non trovano una via di espressione, e nel mondo onirico con i sogni di intrappolamento in un luogo chiuso invaso dalle fiamme.

L'immagine raffigura anche i rischi che questo stato di cose può comportare e suggerisce le operazioni che possono essere compiute per evitare che accada il peggio (per esempio aprire la valvola di sicurezza). Rispetto al quadro immaginario che ho descritto sopra sono analoghe e sensate, anche se intervengono su piani diversi e sembrano lontanissime tra loro, sia le prescrizioni di salassi del vecchio cerusico, sia le più aggiornate tecniche di sblocco dell'espressione dei sentimenti trattenuti.

La fiaba come ricerca di un nuovo equilibrio

Dato che l'immaginario è una delle tante forme di espressione di quel processo psicofisico in continuo movimento che è l'esistenza umana, ci possiamo aspettare che la produzione immaginativa di un individuo in un dato momento rispecchi, nel linguaggio che le è proprio, quanto gli sta accadendo sia sul piano organico sia su quello psicologico.

Ci possiamo aspettare quindi che la fiaba che un soggetto inventa in un dato momento della sua vita abbia una stretta attinenza con il suo stato psicofisico generale.

Le fiabe presentano sempre problemi: a partire dalla descrizione di un certo equilibrio ne raffigurano poi la crisi e il percorso di ricerca di un nuovo equilibrio. Lo stato "acuto" di malattia ha molti punti in comune con il momento di "crisi" della fiaba: l'antico equilibrio si è spezzato e quello nuovo non è ancora stato trovato. Possiamo quindi vedere la fiaba come una trasposizione per immagini di quel processo che dalla salute passa attraverso la malattia per ritrovare la guarigione. La fiaba raffigura nel momento di "crisi" una specie di "sintomo acuto" della malattia, ma nel complesso della narrazione descrive anche come si è prodotto e come si può guarire.

La fiaba presenta nel suo finale una situazione differente da quella iniziale: sono cambiati i personaggi ed è cambiato l'equilibrio tra loro. L'equilibrio iniziale era precario, la conclusione presenta un quadro più favorevole di quello dell'esordio. Analogamente lo stato fisico generale di un individuo che entro breve incorrerà in una malattia non può certo essere eccellente, altrimenti mancherebbero tutti i presupposti che rendono possibile l'insorgenza del disturbo. L'esplosione acuta di una malattia può anche sembrare un fenomeno improvviso, ma in realtà richiede una fase preparatoria in cui le difese dell'individuo erano indebolite, o i meccanismi di regolazione centrale erano alterati, o l'efficienza funzionale di un sistema era ridotta, anche se non comparivano ancora dei segni facilmente rilevabili.

Allo stesso modo nelle fiabe le catastrofi avvengono repentinamente, ma i loro presupposti erano già in qualche forma presenti nei precedenti del racconto.

Un processo di guarigione non sfocia mai in una completa restituzione *ad integrum*, le cose non possono ritornare allo stato precedente, non foss'altro perché ora includono l'esperienza attraversata. Ciò non toglie che l'equilibrio finale possa essere migliore di quello iniziale, anzi: così come alla fine della fiaba i protagonisti "vivono più felici e contenti" di quanto non lo fossero all'inizio, anche la risoluzione di un disturbo organico può portare a uno stato di benessere più solido di quello precedente la sua comparsa. La malattia può essere un'"occasione" per raggiungere uno stato di salute più equilibrato di prima in senso generale.

Alleanze e contrapposizioni

Abbiamo visto come le fiabe presentino dei *modelli di interferenza* positiva o negativa tra le forze in gioco. Nella medicina cinese esistono i cosiddetti "cicli della distruzione" e "cicli della generazione" in cui i vari organi e funzioni influiscono l'uno sull'altro in modo benefico o dannoso.

Nel "ciclo della generazione" per esempio il fegato aiuta il cuore, questi lo stomaco, che a sua volta aiuta i polmoni e questi i reni, che agiscono sul fegato chiudendo il cerchio. Nel "ciclo della distruzione" un cattivo funzionamento renale danneggia il cuore, che ha influenza sui polmoni, e questi sul fegato, il fegato sullo stomaco e lo stomaco sui reni. Anche volendo intendere questi cicli in senso esclusivamente simbolico, possiamo cogliere l'indicazione di un'influenza reciproca delle funzioni.

Nelle fiabe sono ben visibili l'alleanza e l'opposizione dei personaggi in campo, da cui dipendono le sorti e le vicende del racconto e il suo lieto fine. Le sofferenze di Cenerentola sono causate dai maltrattamenti della matrigna e delle sorellastre, mentre l'aiuto della fata le permette di andare al ballo dove poi incontra il principe. Ogni protagonista delle fiabe ha la sua rete di alleanze, alcune delle quali determinanti, e la sua serie di nemici non tutti altrettanto pericolosi. Possiamo chiederci allora se queste descrizioni simboliche di relazioni favorevoli o sfavorevoli tra i vari personaggi delle fiabe non corrispondano a modelli di interazione positiva o negativa tra le diverse funzioni psicologiche e tra quelle organiche.

Capitolo 9

La fiaba e la terapia

Chiedo a un paziente di inventare una fiaba: nella stragrande maggioranza dei casi mi racconta una fiaba che finisce male o che si inceppa in un passaggio difficile e non riesce ad andare avanti verso il lieto fine.

Come mai?

Se è vero che l'immaginario riproduce simbolicamente nella fiaba inventata lo stato psicofisico del soggetto che la inventa è abbastanza ragionevole che ciò accada. Un individuo che chiede l'aiuto di un terapeuta si trova in una situazione difficile da cui non sa bene come uscire con le sue sole forze, altrimenti non chiederebbe un intervento esterno. In qualche modo la sua fiaba, la fiaba della sua vita, in quel momento si trova in un punto critico e non riesce a procedere agevolmente verso il lieto fine: occorre trovare un alleato.

La vita ci presenta continuamente dei problemi da risolvere, ci pone dinanzi a degli ostacoli da superare, ci mette in situazioni spiacevoli da cui a volte è difficile uscire. La vita è simbolicamente una fiaba continua, o meglio "mille fiabe" che iniziano e si concludono, fiabe contemporanee che si sviluppano con tempi diversi e a volte si intrecciano tra loro. Tutto ciò è naturale e inevitabile. Non c'è esistenza in cui tutto vada sempre e solo bene, come non c'è fiaba siffatta. E non c'è terapia preventiva che ci possa salvaguardare dagli eventi spiacevoli e dalle avversità della vita. Ciò che ci possiamo augurare è di riuscire in qualche modo a superare i momenti critici e a proseguire nel nostro cammino.

Quello che suona strano nelle fiabe raccontate da molti pazienti, ciò che suona innaturale "a un orecchio bambino" è che la fiaba si fermi. Il protagonista è in una situazione difficile e allora... e allora non succede niente!

Il racconto classico di una fiaba si sviluppa fluidamente di passaggio in passaggio e conduce, attraverso mille colpi di scena, a un lieto fine. Questi "racconti ammalati" invece no. Sono fiabe che si fermano, che si arrestano nel momento critico e non riescono ad andare oltre. Il vero problema non consiste nella presenza delle difficoltà in sé – quelle fanno parte dello sviluppo naturale del racconto – ma nell'incapacità momentanea del protagonista di superarle.

Questo è per altro il vero oggetto di una psicoterapia, è il tema riguardo al quale il paziente chiede aiuto: la richiesta ragionevole da parte del paziente non può mai riguardare direttamente la soluzione di un problema esterno, rispetto al quale il terapeuta è per definizione impotente, può riguardare solo un aiuto a sviluppare la capacità di arrivare a una soluzione.

Georg Groddeck diceva: "La natura sana, il medico cura", intendendo con ciò che la vera forza risanatrice è insita nel soggetto: è la natura che produce la malattia come è la natura che produce la guarigione, il medico si limita a stimolare le forze naturali di autoguarigione insite nel paziente, a sollecitarle ad agire e a superare i blocchi e gli ostacoli.

In che modo dunque la fiaba può essere utilizzata in questo senso nel contesto di un processo terapeutico?

La fiaba come conoscenza

La fiaba inventata dal paziente fornisce una specie di "fotografia" precisa, completa e dettagliata, delle sue vicende interiori. Anzi, offre un'immagine in movimento, un "filmato" che rappresenta le forze in gioco e le loro relazioni, che dipinge il problema in questione nella sua esatta dinamica e indica in quale passaggio è avvenuta l'impasse. La fiaba permette di conoscere molti elementi che sarebbe stato più difficile, o più lungo, individuare attraverso la sola comunicazione verbale: è un po' come per un medico avere a disposizione le radiografie o le analisi del sangue del paziente.

La comunicazione verbale si svolge normalmente sul piano della coscienza del soggetto (a parte le metafore del linguaggio, i lapsus e i sogni che permettono di gettare luce sulle dinamiche inconsce).

La fiaba invece, essendo un prodotto immaginario fantastico, scaturisce da un mondo che è a cavallo tra la coscienza e l'inconscio. La fiaba è una sorta di prodotto intermedio tra una comunicazione verbale e un sogno. Nella sua struttura riproduce non solo le dinamiche coscienti del suo autore, ma anche quelle inconsce, che sono ben più interessanti ai fini di una psicoterapia.

La fiaba come espressione

Il disturbo organico (ancor più del sintomo psichico) si presenta alla coscienza del soggetto che lo "subisce" come un evento incomprensibile, che avviene in lui ma che è fuori dal suo controllo ed esula dalla sua volontà. È proprio questa la caratteristica di quel fenomeno che chiamiamo "malattia": si tratta di un evento che accade in noi, ma di cui non riusciamo a cogliere il significato e di fronte al quale ci sentiamo impotenti. Soprattutto nel caso di una malattia fisica il sintomo in sé si presenta il più delle volte al soggetto portatore come assolutamente "muto" quanto a significati; riguarda solo il suo corpo e quella sfera di processi organici che è più lontana dalla coscienza e dal controllo volontario.

Un'ulcera per esempio è un processo patologico che avviene nello stomaco di un certo soggetto, sul quale egli non ha alcun potere di controllo volontario, e rispetto al quale può solo cercare un intervento esterno in grado di aiutarlo. Il solo atto di tradurre questo evento-malattia, che si svolge nel campo della materia corporea, in una fiaba, in un racconto immaginario dotato di un senso comprensibile e di una conflittualità manifesta, è già compiere un passo avanti per renderlo accessibile alla coscienza.

La fiaba del paziente ulceroso è un *prodotto intermedio*, che rappresenta tramite delle immagini mentali (inerenti alla sfera della psiche) un processo organico (relativo alla sfera del corpo). L'immaginario nel suo complesso rappresenta quel "mondo intermedio" che riflette i processi del sottostante livello biologico, attraverso forme psichiche simboliche accessibili alla coscienza.

La fiaba come soluzione

Se è vero che lo scenario scaturito dalla fantasia riproduce in maniera simbolica i processi fisici e psichici in atto, è ragionevole pensare che una modificazione della produzione immaginativa comporti degli effetti analoghi su tali processi.

Partendo dall'ipotesi che esista un così stretto legame tra corpo e psiche da far sì che a un certo stato fisico e psicologico corrisponda un certo prodotto immaginativo, scaturisce di conseguenza quella che la modificazione dello stato psicofisico comporterà una modificazione del prodotto immaginativo, e viceversa una trasformazione dell'immaginario comporterà una trasformazione psicofisica.

A questo punto si apre il problema di *come* sollecitare una modificazione positiva nell'immaginario.

Dicevo che la caratteristica principale che ho riscontrato nelle fiabe inventate da molti dei miei pazienti era quella di arrestarsi in situazioni difficili. Si può allora cercare di *stimolare innanzitutto il superamento dell'impasse* per permettere al racconto di continuare e con ciò di orientarsi verso qualche forma di soluzione positiva.

La fiaba presenta una sua struttura interna estremamente coerente e dotata di una sua logica, che fa sì che i personaggi si comportino in quel dato modo, si relazionino secondo quelle modalità e quindi determinino gli eventi che si svolgono così come vengono descritti.

Un primo passo può essere quello di *chiarire meglio la logica interna della fiaba.*

Questo può essere ottenuto per esempio chiedendo al paziente di ripercorrere "all'indietro", con la fantasia, la storia di ognuno dei personaggi coinvolti nel racconto al momento dell'impasse. Dalla storia completa di ognuno dei personaggi della fiaba emergono le motivazioni che li hanno mossi, i fini che perseguono, gli eventi precedenti che li hanno portati ad agire in quel determinato modo. Una volta chiarite meglio, a livello fantastico, le dinamiche interne e relazionali che legano fra loro i protagonisti del racconto, è più facile cogliere gli elementi che potrebbero, modificandosi, permettere un diverso sviluppo della fiaba.

Un'altra possibilità di superamento dell'impasse in cui si trova il racconto è costituita dall'*arrivo di un nuovo personaggio*. Questo è il metodo classico di soluzione delle crisi nelle fiabe tradizionali. "Il principe giaceva incatenato nelle segrete del castello, quando..." e qui compare un nuovo personaggio, che riesce in qualche modo a liberarlo o a fornirgli le indicazioni adatte alla sua liberazione. I guai di Cenerentola sono risolti dall'intervento della fata, quelli di Cappuccetto Rosso dall'arrivo del cacciatore, e così via. Per inciso, se pensiamo che l'immaginario ha infinite possibilità creative, le figure che compaiono nella fiaba al momento dell'impasse sono comunque un ventaglio di personaggi estremamente ristretto al confronto.

Possiamo sperare che con la comparsa di un nuovo personaggio alleato e con l'entrata in campo di una nuova forza, si possa sbloccare la situazione rendendo possibile una soluzione. Per esempio può presentarsi una figura che opera una compensazione positiva rispetto alle figure negative già presenti, o che risolleva gli equilibri sfavorevoli, o che semplicemente con la sua presenza altera la dinamica del gioco permettendo una ridistribuzione delle parti. A livello simbolico ciò equivale a *fare appello a una delle forze interiori del soggetto* autore della fiaba, a una forza che non era operante ma che, se risvegliata, potrebbe permettergli di risolvere i suoi problemi.

Una volta superata l'impasse, la fiaba procede spontaneamente e, anche se incorre in qualche ulteriore difficoltà, giunge alla fine a una conclusione gradevole. Questi sviluppi del racconto immaginario possono rappresentare dei *modelli di interazione dinamica* tra le forze psicologiche e fisiche in gioco, che permettono di ricostruire l'equilibrio psicofisico.

L'immaginario in questo senso costituisce una sorta di "laboratorio per esperimenti", in cui è possibile provare diverse combinazioni.

Dato che alla struttura dell'immaginario corrisponde un'analoga struttura psicofisica, il modello migliore di soluzione progettato dalla fantasia costituisce una sorta di *indicatore del percorso da seguire per ritrovare il benessere*. Ho notato infatti che spesso il processo di autoguarigione si mette in moto spontaneamente proprio nel momento in cui è stata trovata la soluzione del problema raffigurato a livello immaginario. Questo avviene indipendentemente dai collegamenti che l'autore può fare tra gli elementi simbolici del racconto e gli elementi concreti della sua vita reale. Anzi, un'interpretazione intempestiva della fiaba, che faccia mettere in relazione all'autore la drammaticità espressa nel racconto immaginario con quella della sua situazione reale, *prima* che egli abbia potuto intravedere una soluzione del conflitto, rischia solo di bloccare la produzione immaginativa.

Finché il soggetto non vede collegamenti tra la sua fiaba e la sua realtà si sente libero di agire sul piano dell'immaginario senza incorrere in parecchie delle censure normalmente operanti sui suoi processi psichici. Quindi durante tutta la fase di invenzione della fiaba, di presentazione del problema e di ricerca delle soluzioni, è opportuno usare il lavoro sull'immaginario in quanto attività a se stante, senza fornire interpretazioni come psicoterapeuti o cercare di farne come autori e senza cercare troppi nessi tra fantasia e realtà.

Il collegamento tra fantasia e realtà può invece risultare utile in una seconda fase: quando la soluzione a livello immaginario è già stata trovata. A questo punto la presa di coscienza dei significati simbolici della fiaba, e soprattutto delle modalità di soluzione trovate, può servire a orientare coscientemente il comportamento.

Cercare di comprendere il senso simbolico di un disturbo organico, vederne in termini di "significato" la direzione e la possibile soluzione, vuol dire non considerarlo un semplice processo fisico e un fatto meccanico, estranei al soggetto in quanto entità anche senziente e pensante, ma piuttosto cercare di portarlo al livello di un percorso interiore di ricerca di un nuovo equilibrio.

Capitolo 10

La foresta stregata

Al tempo del primo colloquio Giovanni era un uomo di trentatré anni, di professione geometra, non sposato. Il problema che lo ha indotto a chiedere una terapia psicosomatica è un'alopecia, un'improvvisa caduta di capelli a zone, verificatasi negli ultimi sei mesi. La caduta era iniziata in modo abbastanza graduale, partendo da piccole chiazze qua e là, che avevano rapidamente preso a moltiplicarsi e a espandersi, fino a divenire quello che Giovanni ora chiama un "crollo continuo", una "catastrofe ecologica".

Per quanto riguarda altri disturbi Giovanni aveva sofferto di eczemi alle mani, che comparivano e scomparivano indipendentemente da ogni terapia. Ricorda di aver avuto qualche eczema fin da bambino, ma erano stati fenomeni molto sporadici e di breve durata. L'ultima volta che aveva avuto questi eczemi alle mani, "delle macchie rosse e brucianti", era stato circa sei-sette mesi prima, giusto al tempo dell'inizio della caduta dei capelli, ma erano scomparse da sole in una ventina di giorni.

Negli ultimi anni Giovanni aveva sofferto di alcuni episodi di "assenza", che avevano fatto sospettare ai medici un'epilessia. Dagli esami dei tracciati cerebrali erano risultate delle alterazioni molto lievi, che non avevano permesso una diagnosi precisa. Giovanni era stato comunque trattato con farmaci leggeri e gli episodi di assenza erano spariti.

Nel periodo della comparsa degli eczemi alle mani e delle prime aree di alopecia, circa sei o sette mesi prima, aveva avuto anche episodi di vertigine, che lo avevano molto spaventato. Dice Giovanni: "Era come se si alzasse un vento che mi portava via, un vento dentro la testa". Successivamente erano diminuiti di frequenza, ma tuttora si presentano di tanto in tanto.

Nell'ultimissimo periodo Giovanni ha anche sofferto di difficoltà di erezione, non gravi, ma che si aggiungono a un calo costante del desiderio sessuale, verificatosi nel corso degli ultimi anni.

La famiglia d'origine di Giovanni è composta dal padre, dalla madre e da una sorella di sei anni minore di lui.

La madre è descritta come una donna piuttosto fredda e distaccata, molto controllata e organizzata, che ha sempre cercato di tenere il figlio chiuso tra le pareti domestiche. "Un'esistenza certo molto comoda," dice Giovanni, "in casa tutto filava a meraviglia, elegante, lustro e ben organizzato, ma la vera vita era fuori da lì."

Comunque non ricorda di aver mai avuto scontri particolari con i familiari, e si sente abbastanza a suo agio nell'ambiente domestico.

Il padre è molto spesso assente. Giovanni non cita la sua figura come molto significativa per lui dal punto di vista affettivo, ma piuttosto come punto di riferimento morale. Il padre è molto stimato nel suo ambiente come persona pacata a cui tutti chiedono consiglio.

Con la sorella ha rapporti buoni, ma estremamente superficiali: data la differenza di età non hanno mai avuto interessi comuni.

Della sua infanzia ricorda di essere stato un bambino molto vivace ed esuberante, sempre rimproverato perché aveva "il fuoco vivo addosso", come diceva la madre. "Poi, dal tempo della scuola in poi ho dovuto imparare a controllarmi e sono diventato sempre più chiuso. Ormai saranno dieci anni che non do in escandescenze."

Altro che escandescenze: fin dal primo colloquio Giovanni si presenta come estremamente controllato, fin troppo, ha difficoltà a esprimere le proprie emozioni e anche a entrare in contatto con esse. Dice che è da quando era ragazzo che non piange, né si arrabbia, o alza mai la voce.

Soprattutto negli ultimi anni, da quando ha iniziato a lavorare nello studio del padre, ha assunto un atteggiamento sempre più serio e riservato, escludendo ogni manifestazione emotiva.

Terminati gli studi Giovanni aveva lavorato per un certo periodo all'estero, poi era tornato in Italia e aveva preso il posto del padre, intenzionato a ritirarsi per fare solo il consulente, nel suo studio.

La sua vita si è sempre più concentrata sul lavoro escludendo ogni altra attività. Un tempo andava spesso in montagna, amava stare all'aria aperta, passeggiare nei boschi, aveva praticato l'alpinismo con vero entusiasmo, ora non esce più dalla città.

Da tre anni ha una relazione stabile con una ragazza, che si sta orientando verso il matrimonio. La ragazza viene descritta come intelligente e posata, ma molto poco passionale. Sotto certi aspetti gli ricorda la madre. La loro è una relazione tranquilla, che non ha mai presentato gravi problemi, ma che sente molto carente dal punto di vista sessuale.

Qualche tempo prima, circa otto mesi, Giovanni aveva avuto una relazione sentimentale che, dice, "ha rischiato di sconvolgere la mia vita". Era andato a fare un allenamento di una settimana in montagna con i vecchi compagni di alpinismo. Il cattivo tempo aveva impedito le scalate previste e l'allenamento si era trasformato in una serie di passeggiate nei boschi. Nel gruppo c'era una ragazza che si occupava di erboristeria. Tra di loro era subito nata una relazione estremamente appassionata e coinvolgente, anche dal punto di vista sessuale. Dice Giovanni: "Avevo pensato di mandare al diavolo tutto, il lavoro, la fidanzata, lo studio di mio padre e restare per sempre con lei nei boschi. Per fortuna mi sono ripreso in tempo".

Giovanni si era molto spaventato dell'impetuosità dei propri sentimenti, che rischiavano di sconvolgere il tran tran ordinato della sua esistenza. Era fuggito precipitosamente: era tornato a casa, aveva ripreso la vita di prima, senza più cercare la ragazza dei boschi che, a quanto gli dicevano gli amici, ne era rimasta distrutta.

Attualmente non vedeva particolari problemi nella sua vita, a parte i sintomi fisici e una certa mancanza di entusiasmo generale, sia sul lavoro sia nella vita privata, qualcosa di simile a un notevole calo di energia.

La fiaba

Riporto la versione integrale della fiaba inventata da Giovanni:

> C'era una volta un principe che viveva nel suo castello. Il Castello di Vetro. Era una reggia sontuosa, piena di servitori. Di vetro erano le pareti, di vetro le torri. Il principe viveva lì con tutta la sua corte, con i consiglieri e i ciambellani. Ma il principe si annoiava: l'unico suo svago erano le lunghe corse a cavallo.
>
> Un giorno venne a sapere che dietro alla reggia, dall'altra parte del regno, all'estremo confine del reame, sorgeva un'immensa foresta: "la Foresta Stregata". Era assolutamente proibito a chiunque avvicinarsi.
>
> Il principe era curioso per natura e così molte volte, di nascosto, si recò a osservare la foresta: era uno spettacolo meraviglioso, un'immensa distesa di alberi folti e potenti a perdita d'occhio.
>
> Il principe desiderava ardentemente andare nella foresta, ma il gran consigliere di corte gli aveva detto che non doveva avvicinarsi. Da secoli e secoli, dal tempo di suo padre e del padre di suo padre, vigeva il divieto: nessuno poteva entrare nella foresta magica.
>
> Un giorno il principe non resistette più alla tentazione e decise di provare a entrare nel bosco. Entrò e il terreno era caldo e morbido sotto i suoi piedi. La terra era calda e coperta di muschio e di rugiada, gli alberi erano rigogliosi e lussureggianti. Così camminò e camminò nel bosco.
>
> A un certo punto sentì sussurrare. Era un sussurro appena udibile, che cresceva e cresceva via via che si inoltrava nel bosco e presto divenne un clamore.
>
> Il principe si accorse pieno di spavento che erano gli alberi a parlare e parlavano e gridavano tutti insieme, in una lingua a lui sconosciuta. Il clamore si fece sempre più forte fino a di-

venire intollerabile. Gli alberi si muovevano e il principe si accorse con terrore che erano caldi anche loro e muovevano i rami sfiorandolo con le loro fronde.
Il principe fu preso dal panico, non reggeva più quel tremendo fracasso ed ebbe il terrore che gli alberi volessero avvinghiarlo e stringerlo, non lasciarlo più uscire di lì e stritolarlo.
Iniziò a correre e correre come un pazzo e chiuse gli occhi per non vedere e le orecchie per non sentire, ma si levò un forte vento che minacciava di sconvolgere tutto.
Il principe disperato iniziò a colpire gli alberi nella sua corsa e come li colpiva gli alberi cadevano e cadevano e lui continuò a correre e a colpire alla cieca ovunque, e sentiva che la foresta crollava intorno a lui e intanto il terreno si raffreddava sotto i suoi piedi.
Finalmente riuscì a uscire dalla foresta e a tornare al Castello di Vetro. Sempre trafelato chiuse a chiave il pesante portone e giurò a se stesso che mai e poi mai avrebbe fatto ritorno nella foresta.

Prime osservazioni

Possiamo osservare che questa fiaba finisce male, o quanto meno si arresta in un punto senza soluzione.

Giovanni mi dice che alla fine della fiaba tutti i personaggi sono infelici: il principe perché è ancora spaventato e chiuso nella reggia fredda; il consigliere perché è preoccupato per quanto è accaduto; la foresta perché è quasi distrutta. Ma esiste una sorta di logica concatenazione tra gli eventi che fa sì che le cose debbano essere esattamente come sono. Giovanni non vede alcuna possibile, credibile, soluzione dell'impasse: sente che *la fiaba* è così e non può andare diversamente.

Possiamo notare una netta frattura tra "due mondi": il mondo della reggia, in cui sono concentrati tutti i personaggi umani (il principe, il gran consigliere e la corte) con la sua vita fredda e ordinata, ma priva di creatività – dice Giovanni: "nella reggia non crescono fiori..." – e il mondo della foresta, con i suoi elementi naturali, tutti dotati di calore e di vitalità, che non seguono una logica razionale (gli alberi si muovono e parlano), ma si esprimono in un linguaggio diverso e non comprensibile. Tra i due mondi esiste una distanza e un'incomunicabilità, sostenuta da un divieto arcaico. Il principe, l'eroe protagonista, cerca di fare da mediatore tra i due regni: dalla reggia va alla foresta, ma la mediazione non riesce.

Possiamo notare la stessa frattura nella *vita reale* di Giovanni: da una parte c'è il mondo del lavoro, dei rapporti ufficiali ma freddi, del dovere e delle convenzioni sociali, un mondo strutturato rigidamente e privo di espressioni affettive; dall'altra c'è il mondo della natura, dei boschi e delle montagne, delle relazioni appassionate, dei sentimenti caldi. Anche in Giovanni esiste una frattura tra la sua mente razionale, ben organizzata e molto rigida, una mente che non lascia spazio alle espressioni emotive, e il suo mondo affettivo e sessuale, abbandonato da anni, inquietante, pericoloso, da cui stare lontano.

La reggia ben organizzata, con le sue mura di vetro freddo, che separano e impediscono il contatto, sembra fornire un'ottima immagine del mondo razionale di Giovanni, mentre la foresta piena di vita, di calore e di magia rappresenta simbolicamente il mondo dell'emotività, della sessualità e dell'inconscio.

A *livello organico* l'immagine della foresta ci dà una rappresentazione della capigliatura di Giovanni (un tempo folta e rigogliosa). Nello sviluppo del racconto, la fiaba ci fornisce un'esatta trasposizione in immagini dell'evento organico ora in corso: gli alberi cadono, i capelli cadono. Giovanni parlava di "catastrofe ecologica": la foresta è semidistrutta, la terra si raffredda, la "linfa terrestre" non giunge più a nutrire gli alberi, come la circolazione sanguigna non alimenta più i bulbi piliferi.

Esiste un'analogia simbolica tra l'immagine dell'albero che sale dalla terra verso l'alto, quella del capello che si erge sul capo e quella di un pensiero che emerge dall'inconscio alla luce della coscienza.

Il principe quando è andato nella foresta è stato preso dal panico: gli alberi si muovevano e parlavano. Anche

Giovanni quando si è avvicinato alla sua parte affettiva più passionale e sessuale, per esempio in occasione della relazione con la ragazza dei boschi, è stato preso dal panico ed è fuggito. Gli alberi parlano una lingua sconosciuta. Giovanni, da tempo disabituato a mettersi in contatto con le sue parti più profonde, non sa comprenderne il linguaggio. D'altra parte gli alberi della fiaba parlano troppo e troppo forte, e anche le parti emotive di Giovanni, da molto tempo trascurate, ribollono turbinosamente nell'inconscio. Il principe della fiaba teme che gli alberi lo avvinghino, che la foresta lo ingoi. Il terrore di Giovanni, quando si è messo in contatto con il proprio inconscio e le sue pulsioni, è stato proprio quello di esserne travolto e distrutto.

Le correlazioni

Vediamo l'esatta cadenza degli eventi.

– Il principe viveva chiuso nella sua reggia fredda e Giovanni ci dice che, da anni, si era sempre più chiuso e raffreddato emotivamente. La frattura tra reggia e foresta era totale.

– A volte il principe usciva dalla reggia e se ne andava a cavallo. Giovanni soffriva di quegli strani episodi di assenza mentale, come se ogni tanto la sua mente razionale avesse dei black-out.

– Poi il principe va nella foresta, all'inizio gradevole e calda. Giovanni si concede una relazione coinvolgente ed entra in contatto con le sue parti affettive e sessuali.

– La foresta si agita e parla e il principe si spaventa. Giovanni teme di essere travolto dal contatto con il mondo emotivo interno ed esterno: "quella relazione rischiava di sconvolgere la mia vita", "sentivo che stavo perdendo la testa" e anche lui si spaventa.

– Il principe fugge e si chiude gli occhi e le orecchie. Giovanni tronca precipitosamente la relazione e cerca di cancellare ogni ricordo.

– Nella foresta si alza un forte vento che rischia di sconvolgere tutto. Giovanni inizia ad avere crisi di vertigine di cui parla come di un "vento nella testa". Il vento è simbolicamente legato al cambiamento, alla trasformazione, al ribaltamento delle cose.

– Il principe inizia a colpire gli alberi con le mani. Giovanni presenta una strana "dermatite da contatto" sui palmi. Quelle macchie rosse e brucianti sui palmi delle mani assomigliano proprio alle sbucciature che si farebbe una persona che iniziasse a colpire degli alberi all'impazzata. Simbolicamente delle macchie rosse e brucianti che emergono sulla superficie cutanea possono fare pensare a un fuoco interno di passioni che cerca una strada per affiorare attraverso la pelle, attraverso la pelle del corpo visto che Giovanni sta ormai impegnando tutta la sua volontà per impedire che quei contenuti affiorino alla coscienza del suo Io mentale.

– Gli alberi cominciano a cadere precipitosamente. Giovanni comincia a perdere i capelli e contemporaneamente cerca di eliminare dalla sua mente anche quei pensieri, ricordi e fantasie, che potrebbero mettere in crisi l'ordinato svolgersi della sua vita com'era prima.

La correlazione tra gli elementi della fiaba e quelli della realtà potrebbe sembrare talmente chiara da essere facilmente afferrabile da chiunque. Ma non da Giovanni. Giovanni sembrava non accorgersi minimamente delle somiglianze tra la fiaba da lui inventata e la sua storia personale.

Aggiungo un'osservazione a proposito del femminile. In questa fiaba non compaiono figure femminili umane. Abbiamo però due rappresentanti simbolici del femminile nel paesaggio, che sono opposti tra di loro: la reggia e la foresta.

Da un lato c'è la reggia: contenitore, utero, casa, ambiente protettivo e rassicurante, ma gelido. Ricordiamo le parole di Giovanni a proposito sia di sua madre sia della sua casa di origine: "è fredda, distante, ma molto ben organizzata". "La vera vita scorreva fuori da casa." La donna che Giovanni si è scelto come fidanzata ricalca lo stesso modello femminile: ben organizzata, molto fredda e mentale. Dopo l'esperienza montana Giovanni era tornato precipitosamente a casa e con le sue parole: si era "rinchiuso nel rapporto di coppia".

Dall'altro lato c'è la foresta: simbolo di un femminile ben più antico, naturale, vitale, sensuale, fertile e caldo, ma anche inquietante e potenzialmente divorante. L'immagine si ricollega simbolicamente a un aspetto ancestrale del femminile, dell'inconscio, della materia in generale, della sessualità e dell'organico corporeo.

Il gran consigliere della fiaba sembra fungere da immagine paterna, non come figura affettiva, ma piuttosto come figura indicatrice delle norme sociali, delle convenzioni e dei divieti del Super Io.

In questa fiaba mancano sia la figura del re sia quella della regina, pur essendo il protagonista ancora un principe. Il Giovanni della realtà ha percepito sia il padre sia la madre come "affettivamente assenti". Non ha immagini positive solidamente strutturate della figura materna e paterna. E non si è ancora assunto pienamente di persona un ruolo maschile in rapporto a un femminile: con la fidanzata vive una sorta di prolungamento della relazione affettiva con la madre.

La voce dei personaggi

A questo punto chiedo a Giovanni di dare vita, con l'immaginazione, a ognuno dei personaggi e degli elementi della fiaba e di raccontare la storia dal loro punto di vista.

La foresta:

> La foresta era incantata perché una strega cattiva aveva lanciato su di essa un maleficio. Un tempo la foresta era una normale, felice foresta. Tutti gli abitanti del regno usavano andarci a passeggiare, i bambini ci giocavano, i vecchi si riposavano sotto le grandi piante e tutti erano contenti. La strega era una vecchia sterile, che invidiosa di tanta felicità un gior-

no lanciò la sua maledizione: "Che nessuno possa più avvicinarsi alla foresta!".
Gli alberi avevano tanto vociato perché da secoli non potevano più parlare con nessuno. Ognuno voleva raccontare la sua storia al principe e tutti insieme volevano parlargli dell'incantesimo. Avevano cercato di accarezzarlo con le fronde perché da secoli non potevano più toccare nessuno e forse sì, avevano cercato anche un po' di trattenerlo, ma era perché la leggenda diceva che se un principe valoroso avesse avuto il coraggio di passare un'intera notte nella foresta senza fuggire, o senza impazzire di paura, l'incantesimo sarebbe stato sciolto e tutto sarebbe tornato normale. Quel che desideravano gli alberi era che il principe li ascoltasse e li liberasse dal maleficio.

Il gran consigliere:

Il gran consigliere è molto preoccupato per l'accaduto, teme qualche altro pericolo, teme che il principe infranga ancora il divieto e che qualche disgrazia possa riversarsi sul regno. Lui in realtà vuole solo che le cose procedano con ordine e tranquillità. Il comando di non entrare nella foresta si tramanda dal padre di suo padre, lui non ne sa il perché e non se lo è mai chiesto, né gli interessa. Lui non discute gli ordini, cerca solo di evitare danni e dal canto suo cercherà di scoraggiare in ogni modo il principe dal tornare nella foresta.

Il principe:

Il principe si sente totalmente bloccato: non può andare nella foresta perché teme di impazzire per il rumore o di esserne inghiottito, però lo desidera molto e gli si spezza il cuore a pensare che non potrà mai più tornarci. D'altra parte non sopporta neppure il pensiero di restare per sempre chiuso nella reggia a morire di noia. È molto infelice e non sa proprio cosa fare, non ha più voglia di fare nulla e passa le sue giornate a tormentarsi, chiuso nella sua stanza.

La reggia:

> La reggia è abbastanza indifferente. È un po' stufa di essere così fredda e spoglia, vorrebbe qualche fiore alle finestre, qualche pianta qua e là, ma d'altra parte chissà... forse le piante la sporcherebbero, togliendole il suo cristallino, perfetto splendore. Nel complesso non prende molto a cuore la vicenda.

Giovanni continua a non riferire assolutamente la fiaba raccontata a se stesso. Così può parlare tranquillamente di tutti i personaggi della fiaba e delle loro reazioni: ne parla con molta spontaneità, cosa che non farebbe se gli eventi della fiaba venissero collegati alle sue vicende personali, poiché scatterebbero i meccanismi di difesa.

Sebbene Giovanni non colleghi la fiaba alla sua situazione la carica di emotività e di angoscia che prova per l'impossibilità di trovare uno sbocco a questo racconto è spiegabile solo se riferita a problemi che lo riguardano. Le reazioni emotive che presenta cercando una soluzione alla fiaba sono esattamente quelle che proverebbe cercando una soluzione alla sua situazione reale: questo mi conferma che quella fiaba non è in realtà una fiaba qualunque, ma è "la sua fiaba", la fiaba della sua vita attuale.

Non esiste possibilità di alcuna forzatura artificiosa della situazione immaginaria: Giovanni avverte come falsa e non credibile qualsiasi soluzione "logica" ma non "sentita" gli si presenti alla mente. "Certo che il principe potrebbe non avere paura e passare la notte nella foresta e tutto si risolverebbe..." mi dice, "ma non è vero, non è possibile, lui ha paura!"

Intanto avvengono cambiamenti nel comportamento reale di Giovanni: è molto inquieto, emergono spunti critici sulla sua condizione di vita attuale, ma ancora estremamente contraddittori e confusi.

Nuova conclusione della fiaba

Un giorno Giovanni arriva in terapia portando una nuova soluzione della fiaba.

Il principe si addormenta una notte, dopo una giornata di travagli e sogna. Sogna un angelo che gli compare dinanzi e gli parla. Gli dà un unguento magico: una piccola ampolla preziosa con un liquido denso e profumato. Gli dice di spalmarsi quell'unguento sulle orecchie e lo proteggerà dal clamore della foresta, di spalmarsi quell'unguento sul corpo e lo proteggerà dalla morsa del bosco. Così nulla lo potrà danneggiare. Il principe si sveglia al mattino e si trova tra le mani la piccola ampolla.
Decide di tentare. Va nella foresta. Si spalma l'unguento magico sulle orecchie e sul corpo. Sente le orecchie farsi morbide e si accorge con stupore che riesce a intendere il linguaggio degli alberi. Quando il clamore è troppo forte stende ancora un po' del magico unguento sulle orecchie, il clamore si attenua e le voci si fanno più nitide. Gli alberi non lo afferrano più con le fronde, lo sfiorano appena toccandolo con dolcezza.
Il principe si siede e ascolta i discorsi degli alberi e a poco a poco ne viene a conoscere tutta la storia. Il principe torna ogni giorno alla foresta e ogni giorno ascolta i racconti delle piante e il clamore si fa meno intenso, anzi ormai è un discorrere allegro e vivace.
Finché un giorno il principe decide di passare l'intera notte nella foresta per liberarla dall'incantesimo.
Lo fa e l'incantesimo è sciolto. Ora tutto il reame può tornare a godere della bellezza del bosco, i bambini riprendono a giocare tra gli alberi, i vecchi a riposare. Solo lui però, ancora e per sempre, può capire il bisbiglio delle fronde e le parole degli alberi.

In questo caso la soluzione della fiaba proviene da un sogno del principe, da un contatto positivo con l'inconscio.

L'angelo può qui assumere molti significati, dalla guida interiore, al Sé, all'Anima. È comunque l'elemento che permette il passaggio a un livello superiore in cui è possibile trovare la soluzione, la via d'uscita dall'impasse della fiaba.

L'angelo dà al principe un unguento magico da spalmarsi sulle orecchie, che gli permette di capire il linguaggio degli alberi. Quelle "orecchie simboliche" che nella fiaba si erano chiuse, insieme agli occhi, per escludere i contenuti inconsci, ora si "ammorbidiscono", si riaprono, si fanno capaci di intendere la lingua dell'inconscio.

L'unguento magico nella fiaba serve anche a proteggere la pelle del principe, "pelle psichica", pelle dell'Io, rendendola immune dal potere divorante dell'inconscio.

Il principe può ora entrare nella foresta senza temere di esserne inghiottito. Giovanni può ora "prestare orecchio" alle esigenze del suo proprio inconscio senza temere di venirne travolto. Più il principe ascolta, più il clamore degli alberi si placa. Più Giovanni riesce a cogliere, ad accettare e a integrare i contenuti emergenti dal suo inconscio, più la tensione interiore si acquieta.

Il principe riesce a passare una notte nella foresta e l'incantesimo si scioglie.

Il tema della notte da passare nella foresta o nel castello stregato è un tema ricorrente nelle fiabe: simbolizza la morte e la rinascita, l'affondare nell'inconscio e il riemergerne incolume e arricchito. È lo stesso grande tema simbolico dell'inghiottimento di Giona nel ventre della balena o della morte e della resurrezione di Cristo. L'eroe delle fiabe entra nell'inconscio, rappresentato da foresta o castello stregato, fondo del mare o notte, muore in esso e rinasce con il giorno, vivificato, sciogliendo così se stesso e il femminile, il femminile in lui, la sua Anima, dai vincoli dell'incantesimo malefico.

Nella fiaba di Giovanni si opera infine una riunificazione tra i due mondi, tra i due luoghi del reame: la reggia e la foresta. Ora si può di nuovo circolare dall'uno all'altro senza pericolo, l'intero regno ne trae vantaggio e il principe può godere di entrambi. Essi rappresentavano simbolicamente delle aree separate anche in Giovanni: la ragione e gli affetti, la coscienza e l'inconscio.

Vediamo ora che cosa avviene nella vita reale di Giovanni e nel suo corpo.

Giovanni passa un periodo in cui molte delle sue tematiche conflittuali emergono a coscienza. Comincia a ridiscutere il rigore mortuario della propria esistenza quotidiana, la non affettività del suo modo di rapportarsi agli altri, la sua esigenza di contatto con la natura, il bisogno di una relazione affettiva e sessuale più coinvolgente con una donna, il desiderio di esprimere le sue emozioni e la paura per alcune sue fantasie sessuali.

Attraversa un periodo di crisi in cui rivede molti punti fermi della sua esistenza. È un periodo sicuramente non semplice, ma in cui pian piano modifica anche il suo stile di vita quotidiano. Trasforma in parte la sua attività lavorativa dedicando più tempo a certi piani di ricerca e di misurazione dei terreni all'aperto; riprende a fare attività fisica a contatto con la natura: le camminate nei boschi e l'alpinismo che gli piaceva tanto; conclude la relazione ormai esaurita con la fidanzata e in seguito si lega a un'altra donna in un rapporto più maturo e completo anche fisicamente. Vive sempre di più le sue parti emotive e creative: per esempio riprende a modellare con la creta, attività che gli era cara e che aveva abbandonato da anni.

La sintomatologia fisica recede gradatamente. Nel periodo di maggior confusione compaiono ancora degli episodi di vertigine, sporadici e di breve durata, che poi scompaiono del tutto. Gli eczemi e le macchie rosse sulle mani non sono più ricomparsi. La ricrescita e l'infoltimento dei capelli sono continuati fino al recupero dei livelli precedenti alla caduta massiva. La capigliatura di Giovanni ha ripreso l'aspetto che aveva prima dell'alopecia... certo con qualche di filo d'argento in più: l'età non è una malattia.

Capitolo 11

Il cavaliere di pelle

La fiaba

C'era una volta un cavaliere valoroso che viveva passando di battaglia in battaglia. Aveva un cavallo nero come il carbone e una corazza d'acciaio lucente.
Un giorno vagava tra valli e foreste, senza una meta precisa, in cerca della sua prossima avventura, quando s'imbatté in uno strano cartello: "Qui inizia il regno senza tempo". Si guardò intorno, ma a parte il cartello null'altro indicava i limiti di un regno. Il cavaliere procedette incuriosito, a bassa andatura, e vide una porta, un grande portale d'acciaio in mezzo al nulla e ancora quel cartello: "Qui si entra nel regno senza tempo". Il cavaliere volle varcare quella strana soglia. Si aggirò attento nella valle erbosa che gli si apriva dinanzi, ma non vedeva traccia di esseri umani. Vagò così, in qua e in là per tutto il giorno, e al calare della sera si fermò a riposare sotto un albero.
La notte era tiepida e dolce, il cavaliere si sentiva molto stanco e spossato. La corazza gli pesava tremendamente. Avrebbe voluto toglierla, liberarsene per sempre e procedere lieto e leggero. Ma aveva paura. Aveva una terribile paura. Senza corazza era indifeso. Ogni nemico avrebbe potuto attaccarlo e ferirlo, e poi con la corazza era un cavaliere, senza corazza chi era lui? Cosa avrebbe fatto nella vita senza la sua armatura e il suo destriero? Con questi pensieri si addormentò.
Al mattino si svegliò di buon'ora e riprese a vagare per la valle. A un tratto vide a distanza una dama bellissima. Era la donna che aveva sempre sognato, la donna dei suoi sogni, la sua principessa. Subito iniziò a correre per raggiungerla e co-

me le fu dinanzi, di getto la strinse tra le braccia. Ma la principessa sparì. Svanì nel nulla, si dissolse in un attimo lasciando il cavaliere attonito a stringere l'aria. Il suo dolore era cocente, pianse lacrime di disperazione e di struggimento e riprese sconsolato il suo cammino. Ed ecco che rivide in lontananza la bella principessa. Ebbe un tuffo al cuore e si lanciò all'inseguimento. Ancora la raggiunse, l'afferrò e la principessa di nuovo svanì. La cosa si ripeté più volte. Il cavaliere era affranto dal dolore. Piangeva di nostalgia e di disperazione. Non c'era nulla da fare. Non poteva vivere senza quella donna e non poteva averla.

Qui la favola si arresta. Sandro, il paziente che l'ha raccontata, non sa andare avanti. Vediamo ora la storia di Sandro.

La realtà

Sandro è un uomo di ventinove anni, disegnatore pubblicitario, coniugato. Si presenta in terapia per un'ipercheratosi.

È il primo e ultimo figlio di una famiglia di commercianti della provincia di Novara. I genitori gestivano insieme una rivendita di materiale elettrico per industrie. Non ricorda nulla di quel periodo.

I parenti dicono di lui che era molto attaccato alla madre. Quando Sandro ha cinque anni la madre muore improvvisamente, il padre ha un grave esaurimento nervoso e il bambino viene affidato alle cure della nonna materna.

Ricorda la nonna come molto anziana già allora, una donna piccola, canuta, ma ancora agile e attiva. Gli era molto affezionata, era una persona comprensiva e sempre piena di buoni consigli: proprio la buona saggia nonnina!

In quel periodo la nonna è l'unico punto di riferimento affettivo per Sandro. Il padre va molto raramente a trovarlo e in seguito si trasferirà definitivamente in Svizzera. Con lui Sandro non ricorda di avere mai avuto molti contatti. È sempre stata una figura assente, quasi inesistente.

Sandro e la nonna vivono piuttosto isolati in campagna, a qualche chilometro da un piccolo paese di provincia. Il bambino frequenta lì la scuola elementare, ma, anche per la distanza dal centro abitato, non stringe alcun rapporto significativo con i compagni. Va poco volentieri a scuola, anche se con buoni risultati, perché ha sempre paura di lasciare la casa e di staccarsi dalla nonna. Dice: "Avevo paura che le succedesse qualcosa mentre io ero via".

E infatti qualcosa succede.

Quando Sandro ha dieci anni la nonna muore e il bambino viene preso in cura da una delle sorelle maggiori della madre: la zia Tina. Anche questa donna era abbastanza in là con gli anni e non godeva di buona salute. Comunque Sandro viene allevato amorevolmente dalla zia, frequenta normalmente le scuole medie e le superiori. È solo all'ultimo anno di liceo che la zia non è più in grado di occuparsi di lui e Sandro termina l'anno in collegio. Completati gli studi deve cercarsi subito un lavoro e si impiega in una grossa agenzia di pubblicità come disegnatore. Il lavoro gli è congeniale e ottiene in breve tempo un notevole successo.

In quel periodo conosce una ragazza, Marta, di poco più grande di lui e ancora studentessa universitaria. Dopo poco si sposano. Descrive Marta come molto dolce e remissiva. I primi anni di matrimonio non hanno presentato problemi per Sandro. Solo nell'ultimo anno, anche in relazione alla scoperta di alcune avventure extraconiugali di lui, la moglie ha cominciato a chiedere più spazi personali, si è trovata un lavoro, si è costruita un suo giro di amicizie e di interessi e ora è spesso fuori casa.

I disturbi cutanei di Sandro sono comparsi in questo ultimo anno e non hanno reagito ad alcun trattamento farmacologico. Da una iniziale zona di indurimento della pelle al centro del petto (all'incirca all'altezza del cuore) il disturbo si è esteso via via a tutto il petto, alle spalle, alle braccia (nella parte interna), alle mani (sul palmo) e ultimamente alla zona genitale (inguine).

L'uomo duro

Sandro descrive se stesso come "un tipo duro", aggressivo, indipendente e autonomo. Dice: "Io sono uno che tiene le distanze, non mi piace che la gente mi si appiccichi addosso, mi piace stare per conto mio". Ha sempre manifestato, almeno negli ultimi anni, una forte tendenza a difendere i suoi spazi personali. Nel lavoro è molto competitivo, vuole vincere e si sente sempre in battaglia. Le sue frasi spesso ripetute sono: "Devo sempre stare attento a sventare i tiri mancini dei colleghi"; "L'attacco è la migliore difesa"; "Quello è un ambiente di lupi, se non stai attento ti colpiscono alle spalle".

Anche nel rapporto con la moglie mantiene questa posizione di "uomo duro". È Sandro quello che dice che vuol sentirsi libero, non vincolato dal matrimonio, che cerca spazi altrove, che se li prende con le sue avventure extraconiugali. Sostiene di avere sposato la moglie solo per insistenza di lei, per permetterle di uscire dalla famiglia, altrimenti lui non l'avrebbe mai fatto perché è contrario ai legami fissi.

Il rapporto con la moglie è descritto nonostante tutto come complessivamente buono, emerge però il fatto che mancano totalmente momenti di affettuosità fisica, di contatto epidermico, al di là dello stretto necessario per i rapporti sessuali.

La corazza

In questo caso ho cercato di capire insieme a Sandro il senso di quel primo passaggio della fiaba in cui il cavaliere vorrebbe liberarsi della corazza ma ha paura. Sandro si identifica immediatamente con il cavaliere della fiaba: "Anche io sono come lui, sempre duro, sempre battagliero, sempre difeso, se lasciassi cadere la mia corazza mi ferirebbero a morte".

Ma parlando del tema della corazza emerge in Sandro

anche un vissuto di profonda insicurezza personale, di dubbi sulla propria reale identità. La maschera di durezza gli serve a gestire la sua immagine sociale, sul lavoro come a casa: "Se ti fai vedere debole e indifeso tutti ti attaccano, anzi infieriscono!". Sandro avrebbe terrore a mostrare la sua parte più tenera e vulnerabile agli altri, persino alla moglie: avrebbe paura di venire ferito.

La sua modalità comportamentale tipica, il "mantenere le distanze", risponde a questa esigenza: Sandro ha paura di venire ferito da un contatto troppo intimo, troppo ravvicinato. La sua forma di difesa abituale è l'indurirsi, l'irrigidirsi, il tenersi lontano dagli altri. Gli elementi di difesa, di durezza, di non contatto epidermico, sono benissimo rappresentati nella fiaba dall'immagine della corazza. Ma Sandro adesso si sta costruendo anche fisicamente una corazza: la sua pelle callosa mima un processo di indurimento che si sta accentuando ancora di più negli ultimi tempi.

Emerge il fatto che la patologia cutanea di Sandro si è manifestata in concomitanza con l'insorgere di alcuni problemi nella sua vita coniugale. Quando la moglie ha iniziato a costruirsi i propri spazi personali, Sandro ha reagito con un ulteriore "indurimento": in apparenza ha manifestato un comportamento indifferente, anzi apertamente favorevole all'autonomia della moglie, ma dentro di sé si sentiva ferito e molto impaurito da quello che viveva come un progressivo distacco della moglie da lui. Sandro non voleva sentire una parola dei discorsi della moglie sui propri successi indipendenti da lui. Dice: "In verità non mi spaventava neanche tanto l'idea che potesse avere anche lei delle altre relazioni sessuali, quello che mi spaventava davvero era l'idea che si potesse allontanare definitivamente da me".

Sandro mette in relazione l'area del petto in cui è comparsa la prima callosità con l'area del cuore, dei sentimenti; le braccia sono per Sandro soprattutto quella parte del corpo che serve ad abbracciare e le mani a toccare; l'inguine, vicino ai genitali, è visto in relazione alla sessualità.

L'abbraccio mancato

Nella fiaba, il momento drammatico culminante è costituito dall'impossibilità di un contatto con la principessa, di una "presa affettiva" stabile su di lei, raffigurato nell'abbraccio di una figura evanescente.

Quando tocchiamo il tema della sparizione della principessa della fiaba, Sandro ha una fortissima reazione emotiva: scoppia a piangere e ricorda i vissuti della sua infanzia. Emerge l'immagine della madre, a cui era veramente attaccato, e il ricordo della sua improvvisa scomparsa, vissuta da Sandro bambino come un crollo totale del suo mondo affettivo. Alla morte della madre Sandro si era sentito totalmente solo, abbandonato e disperato, pensava di morire anche lui di dolore.

La vicenda si era più o meno ripetuta negli stessi termini alla morte della nonna. A Sandro sembrava che tutte le figure a cui si attaccava affettivamente scomparissero poi all'improvviso, ingoiate nel nulla e aveva in qualche modo messo in relazione il suo attaccamento affettivo con la loro scomparsa.

Sebbene avvenuto in età più tarda, anche il distacco dalla zia era stato vissuto in maniera drammatica, riattivando l'intero tema dell'abbandono. In quella circostanza Sandro adolescente aveva reagito con una profonda trasformazione comportamentale: "Non attaccarsi mai a una donna" era diventata la sua norma. Diceva agli amici: "Le donne devi tenerle sulla corda, se ti attacchi a loro scappano via"; "Se gli corri dietro se ne vanno"; "Se capiscono che ci tieni non le ferma più nessuno".

Anche l'abitudine di Sandro di mantenere più rapporti sentimentali contemporaneamente era dettata dalla paura profonda che attaccandosi a una donna sola l'avrebbe persa, ritrovandosi poi nella disperazione più totale. Aveva sempre cercato di mantenere più punti di riferimento affettivo, sperando con questo di cautelarsi dall'abbandono.

La maggiore autonomia della moglie era stata vissuta da Sandro come un potenziale abbandono e aveva scatenato tutte le precedenti paure e riattivato, esasperandoli, i meccanismi di difesa. Mi dice: "Anche con mia moglie non potevo mica scoppiarle a piangere in faccia e dirle di non andare via da me: così facendo l'avrei persa del tutto". E Sandro aveva cercato ancora una volta di "prendere le distanze", di allontanarsi affettivamente e di indurirsi ancora di più, per non rischiare di sentire il dolore di una nuova separazione. "Tenersi la corazza", "farsi la pelle dura", "non attaccarsi a nessuno" erano gli unici mezzi con cui Sandro cercava di gestire una situazione che scatenava delle sue angosce profonde.

Il cavaliere di pelle

È interessante notare come tutti questi elementi trovino una loro espressione tanto nelle trasformazioni del corpo di Sandro quanto nella fiaba che ha inventato.

La pelle è quella superficie che ci racchiude e ci delimita, differenziandoci concretamente l'uno dall'altro. Se esistiamo come entità separate e distinte lo dobbiamo innanzitutto a una funzione delimitatrice. Filogeneticamente la prima struttura che compare a dividere una forma di vita dal tutto circostante è una membrana. Ovvero la prima forma che la vita si è data per costituirsi in entità separate è la pelle. A livello psichico ripetiamo lo stesso processo strutturandoci un Io, una "pelle psichica", che ci distingue dagli altri. Possiamo dire che la pelle come struttura corporea e l'Io come struttura psichica sono analoghi, nel senso che hanno la stessa funzione di delimitare un'entità e di differenziarla dal tutto circostante.

Sandro non ha utilizzato come suo "rappresentante d'identità" la sua pelle reale, la sua personalità essenziale, bensì la sua corazza (un insieme di atteggiamenti difensivi), tanto che l'abbandonarla gli ripropone il tema della mancanza di identità.

La corazza della fiaba si fa "pesante da sopportare" per il cavaliere, è soffocante e costringente, così come l'insieme dei comportamenti difensivi di Sandro lo limita e soffoca l'espressione delle sue parti più tenere e affettive. L'idea di liberarsi dalla corazza scatena nel cavaliere della fiaba l'angoscia di essere ferito e di perdere la sua identità, esattamente come l'idea di abbandonare le strutture comportamentali difensive scatena in Sandro angosce analoghe.

Nella fiaba trova piena espressione il tema dell'attaccamento e della sparizione della persona amata, che ha tanto profondamente segnato l'esperienza reale di Sandro fin dalla più tenera età e che ora è il grande tema presente a livello psichico ed emotivo, attualizzato dalla crisi coniugale e operante a livello fisico con la comparsa dei disturbi cutanei.

La fiaba continua

Invito Sandro a continuare la sua fiaba, cercando un possibile lieto fine. Non è semplice e per parecchio tempo Sandro non riesce a prevedere alcuna soluzione dell'impasse. Poi ha come un'intuizione e conclude la storia di getto. Questo è il proseguo:

> Un giorno mentre il cavaliere giaceva, sempre più disperato, sotto un albero, gli compare dinanzi una vecchia. È una vecchia vestita stranamente, con degli occhi azzurri e chiari e un sorriso buono. Sembrerebbe una fatina se non fosse così vecchia. Gli dice che deve subito togliersi la corazza e immergersi nel fiume. Se resterà nel fiume tre giorni e tre notti lei tornerà ad aiutarlo.
> Il cavaliere è così giù che ha poca voglia di badarle, ma è anche talmente disperato che decide di tentare. Si toglie la corazza e si immerge nell'acqua. L'acqua è fresca e chiara. Resta lì e attende. Passa il giorno e passa la notte, e così per tre giorni di fila... e un po' si rilassa.
> Al terzo giorno compare la vecchia e gli dice che ora può uscire dall'acqua. Dovrà lasciare lì la corazza, potrà portarsi dietro solo la spada, se proprio vuole. Poi gli dà una pasta appic-

cicosa da mettere sulle mani, sulle braccia e sul petto; con quella, quando abbraccerà la principessa, lei non potrà più sfuggirgli.
Il cavaliere riprende il cammino e dopo poco ecco riapparire la principessa. Corre come un matto, la raggiunge e l'abbraccia. La principessa resta attaccata alla pasta. Ma invece di ribellarsi gli butta le braccia al collo e lo copre di baci. Tra le lacrime lo ringrazia di averla salvata. Era colpita da un cattivo sortilegio, costretta a svanire ogni volta finché non avesse trovato un principe che la potesse trattenere, allora l'incantesimo si sarebbe sciolto e lei avrebbe potuto tornare normale. Così il cavaliere e la principessa restano insieme e vivono felici e contenti per molti lunghi anni.

La trasformazione del reale

Generalmente per quel che concerne la mia esperienza è sufficiente che venga trovata a livello immaginario una via d'uscita dal punto morto in cui la fiaba si è arrestata per mettere in moto il processo di autoguarigione dei sintomi fisici. Però non sempre è facile trovare una soluzione alla fiaba!

Il paziente che si presenta in terapia con un disturbo organico si trova davvero in uno stato di seria impasse e sta chiedendo un aiuto per uscirne. Le fiabe che vengono inventate hanno spesso la caratteristica di finire male o di arrestarsi a un punto morto e al momento il paziente non vede proprio alcuna soluzione credibile. Quando nel corso della terapia compare la soluzione della fiaba, è segno che è stata trovata a livello immaginario (ma non per questo meno operante) una via d'uscita dall'impasse e l'intero sistema si mette in moto in quella direzione. Le trasformazioni fisiche il più delle volte seguono spontaneamente. Per questo di solito non è necessario interpretare la fiaba o coscientizzare l'intero processo affinché il disturbo fisico si risolva positivamente.

Nel caso di Sandro invece ho ritenuto opportuno cercare insieme a lui il significato della fiaba anche durante la sua elaborazione. In un certo senso abbiamo usato tutta la fiaba, fin dall'inizio, come spunto per esplorare i temi che presentava. E poi abbiamo usato passo passo la sua soluzione immaginativa come una guida per facilitare la modificazione di alcuni comportamenti reali.

Sandro vedeva nella "vecchia" la saggezza. La vecchia gli ricordava sì un poco la nonna, con i suoi buoni consigli, da lui a volte non capiti razionalmente ma sempre risultati efficaci in pratica. Ma vedeva nella vecchia soprattutto la "propria" saggezza interiore, quella parte di sé capace di suggerirgli una via d'uscita da situazioni difficili. In fondo erano già anni e anni che Sandro doveva cavarsela da solo, facendo affidamento sul proprio intuito per superare condizioni non certo facili. Persino in campo professionale aveva dovuto contare solo sul suo fiuto: aveva cominciato a lavorare molto presto e senza una preparazione tecnica specifica e aveva avuto successo proprio grazie ai suoi lampi di genio.

"Togliersi la corazza", secondo Sandro, poteva rappresentare l'abbandonare la finzione del "duro a tutti i costi" e l'iniziare a manifestare i propri sentimenti per quelli che erano, rischiando anche di venire ferito o rifiutato.

"Stare tre giorni e tre notti nell'acqua" è stato interpretato da Sandro come il piangere, l'entrare in contatto con quel "fiume di lacrime" che si sentiva dentro.

La "pasta appiccicosa" è stata da lui vista come "l'attaccamento" affettivo. Avere la pasta sulle mani era secondo Sandro manifestare apertamente il proprio affetto alle persone.

Quando Sandro ha trovato la soluzione della fiaba, la patologia cutanea ha avuto una repentina recessione. Per la modificazione di tutti quei comportamenti difensivi che ci stavano sotto c'è voluto ovviamente molto più tempo.

Nei mesi successivi si è verificata una profonda trasformazione negli atteggiamenti caratteriali di Sandro: ha iniziato piano piano a manifestare più apertamente la propria parte tenera, affettiva e vulnerabile. È stato anche un periodo di grosse depressioni (non in senso clinico), in cui

Sandro ha lasciato riemergere il proprio dolore per le perdite subite, che non aveva mai pienamente riconosciuto ed espresso. Ha rivissuto le sue angosce abbandoniche e il timore di perdere le persone care e ha iniziato a provare uno struggente desiderio di contatto e di intimità fisica, tattile.

La moglie ha reagito molto favorevolmente a questa trasformazione di Sandro, mostrando che il suo allontanamento affettivo era solo in relazione al comportamento troppo distaccato del marito. Così Sandro ha potuto trovare nel suo rapporto coniugale l'affidabilità, il calore emotivo e la vicinanza fisica che cercava e creare un'intimità che prima lui stesso non era in grado di rendere possibile, con tutte le sue corazze di pelle e non...

Capitolo 12

La regina e il leone

La fiaba

C'era una volta un principe sul suo bianco cavallo. Era avvolto in un manto azzurro e il suo capo risplendeva al sole con i riccioli biondi. Galoppava nelle vaste praterie. Era un principe buono. Tutto in lui ispirava dolcezza e bontà. Arrivò un giorno nelle vicinanze di un castello. Era una reggia splendida e sontuosa, enorme, grandissima, sconfinata. Era tutta avvolta da una luce evanescente. Il principe restò colpito, ammaliato da quella bellezza e decise di entrare. Voleva sapere di chi era quello splendido castello. Entrò e sentì una musica soave, tutto era morbido e liscio. C'erano velluti e tappeti ovunque: un'atmosfera ovattata. Giunse al cuore della reggia senza che nessuno lo fermasse nel suo cammino, e lì stava la regina, sprofondata nei cuscini. Era una donna di una bellezza straordinaria, dalle lunghe trecce nere e dalla carnagione pallida come la luna.
Il principe se ne innamorò subito. Si avvicinò titubante, ma la regina non sembrava volergli male. Sorrideva dolcemente in silenzio. Il principe si accostò di più e iniziò a parlarle. La regina aveva una voce dolce come il miele e il suo volto risplendeva nel buio.
Il principe se ne invaghì perdutamente. La regina gli raccontò la sua triste storia. Era molto malata. Non aveva né braccia né gambe, un orso gliele aveva sbranate nella foresta. Poteva solo giacere lì, sola, fra molti agi, ma con un'infinita tristezza.
Il principe sentiva di amarla più d'ogni altra cosa al mondo e le disse che sarebbe rimasto lì, se lei voleva, a tenerle compa-

gnia. La regina acconsentì e così iniziarono a vivere insieme a palazzo.
Tutto andava bene. Vivevano tra lussi e agi. Però certo il principe si muoveva poco. Piano piano sentiva che le forze gli venivano meno. Voleva restare accanto alla regina, non lasciarla mai sola. Ma certo tutte quelle comodità, chissà, forse lo viziavano. Sta di fatto che si sentiva sempre più debole, perdeva continuamente forza nelle gambe e nelle braccia anche lui. Che la regina fosse infettiva? No. Non era una malattia. Comunque il principe si indeboliva di giorno in giorno e si sentiva sempre più confuso. Una musica dolce si diffondeva nella reggia: dolce, soave, intorpidente. Il principe aveva sempre sonno. I servitori lo accudivano in ogni modo, ma il principe non stava proprio bene. Si sentiva solo, chissà perché, anche se la regina era sempre al suo fianco.
Un giorno si affacciò alla finestra: il giardino sembrava morto, non c'erano foglie sugli alberi, né fiori, né frutti, pure era già primavera avanzata. Non c'erano animali intorno, sembrava profondo inverno. Non c'era vita lì. Anche nel castello tutto sembrava muoversi al rallentatore, la servitù camminava sempre più piano. Sembrava che tutti si stessero addormentando. A questo punto il principe si spaventò: pareva che la vita si stesse fermando, e non sapeva proprio che cosa fare in proposito. Anche lui era così debole, si sentiva stremato, privo di ogni forza, aveva solo voglia di dormire. La regina, povera, era malata, quindi non poteva far nulla neanche lei. Ma lì tutto stava morendo.

La realtà

Le informazioni che Vittorio mi fornisce sulla sua vita sono estremamente scarse.

Il padre è un grosso industriale, descritto come uomo collerico, violento e insofferente. Quando è in casa detta legge e nessuno può trasgredire ai suoi ordini. Per altro non c'è quasi mai: è impegnato in affari internazionali che lo tengono lontano. Cosa di cui Vittorio è molto contento, perché nei brevi periodi in cui il padre è presente la vita in casa diventa impossibile.

Della madre non dice quasi nulla, se non che suona il pianoforte, che è succube del marito e che soffre di frequenti depressioni.

Vittorio è figlio unico. È stato educato in una scuola privata fino alle superiori. Poi si è iscritto a Economia e commercio per volontà del padre. Attualmente ha più di trent'anni, non ha concluso l'università né l'ha abbandonata, dà un esame o due all'anno. Non si pone problemi rispetto al suo futuro lavorativo, salvo nelle sporadiche presenze paterne durante le quali il tema della sua carriera universitaria diventa un forte motivo di scontro. Non ha mai frequentato molti amici, né avuto relazioni affettive.

Il motivo che lo spinge a chiedere l'aiuto di un terapeuta è l'assoluta assenza di reazioni sessuali e di erezione. Vittorio non ricorda di avere mai provato desideri sessuali. In due occasioni era stato trascinato dagli amici in situazioni in cui poteva avere un rapporto sessuale, che non aveva avuto luogo per la sua totale mancanza di erezione.

Osservazioni

Se definiamo come simbolicamente "maschile" una modalità energetica che tende all'estroversione, possiamo collegare tra di loro per similitudine tutte le forme di "espressione": dal parlare all'agire al muoversi. L'organo genitale maschile, estroflesso, diventa il rappresentante corporeo di questa modalità. Le sue funzioni – l'ergersi, l'andare verso, il penetrare, l'emettere seme – ne incarnano il simbolismo. In questo senso il maschile simbolico è collegabile a una modalità attiva di affrontare la realtà.

Analogamente il termine "femminile" può essere collegato simbolicamente a una modalità energetica tendente all'introversione, alla recettività, all'accoglimento, al contenimento. L'organo genitale femminile, introflesso, incarna la capacità di ricevere, di accogliere, di ascoltare, di contenere.

Entrambe le modalità sono normalmente compresenti

negli esseri umani, maschi e femmine. In questo senso uno sviluppo armonico dell'individuo è il frutto della realizzazione bilanciata di tutti e due gli aspetti.

Nella fiaba di Vittorio vediamo invece ben presenti, accentuati e idealizzati, solo gli aspetti del femminile.

La reggia, contenitore utero, è ampia, spaziosa. Le sue caratteristiche ne sottolineano gli aspetti femminili di recettività: la musica è soave, i velluti sono morbidi, nessuno ostacola l'avanzata del principe.

La regina, padrona della reggia, esprime ancora di più queste caratteristiche: è dolce, silenziosa, accogliente, la sua voce è come il miele, il suo volto come la luna. La malattia della regina sembra consistere proprio nella perdita totale delle qualità maschili: non ha le gambe che permettono il moto, non ha le braccia che permettono l'azione. Può solo stare distesa tra i suoi cuscini, nella passività più assoluta. È sola, ovviamente, perché ogni rapporto implica un protendersi verso il mondo, un "andare verso l'altro", che è impossibile permanendo nella più totale passività.

Il principe ne è ammaliato. Aderisce totalmente a questa modalità femminile non bilanciata dal suo opposto e perde via via le sue caratteristiche maschili: non si muove più, non ha più forze, non fa più nulla, si sente anche lui solo.

Il mondo circostante sembra uniformarsi a questa modalità passiva: manca nella natura stessa quel quoziente "aggressivo" (nel senso di un andare verso) che permette alle gemme di superare la resistenza della corteccia per nascere alla luce e ai boccioli di trasformarsi in fiori e frutti. Se l'inverno con le sue caratteristiche di morte apparente, di stasi nel mondo del visibile, ma di instancabile lavorio sotterraneo, incarna la produttività della polarità femminile; la primavera con il suo esplodere di manifestazioni visibili incarna la realizzazione di quella maschile. Il principe nota che anche se è primavera avanzata non si vede fiorire nulla.

Il maschile è assente, non svolge la sua funzione fecondante. Il risultato è mortifero. Il principe si preoccupa. Ma che cosa può fare in un quadro in cui tutto sembra procedere in una sola direzione? Lui stesso ha perso le sue componenti attive, la regina ne è priva fin dall'inizio, la natura si sta uniformando a questo modello, come pure tutta la vita nel castello.

Se facciamo un paragone tra la fiaba di Vittorio e la sua storia, di cui pure sappiamo così poco, vediamo che le componenti dinamiche e attive sembrano in entrambi i casi mancare completamente: anche Vittorio non si muove molto, non agisce, non si proietta nel futuro, non si arrischia a uscire di casa, parla poco, è impotente.

Dialogo fiabesco

A questo punto chiedo a Vittorio di fare comparire un nuovo personaggio nella fiaba. Dopo lunghi silenzi:

> Arriva un leone, è un leone grande e grosso, ha una folta criniera ed è molto feroce. Entra nel castello guardingo, si guarda attorno, ma tanto nessuno lo ferma. Vede tutti mezzi morti e se li mangia. Gli balza addosso e li sbrana, è bello soddisfatto lui! Il leone procede indisturbato, si ferma solo per riposare un po' dopo i pasti, ma per poco. Nessuno interviene, tutti hanno paura, si nascondono ma è inutile. E così il leone arriva nelle stanze centrali dove c'è il principe e la regina. Guarda il principe che è debolissimo, che non ha forze per reagire, e gli balza addosso...

A questo punto chiedo a Vittorio di far parlare il principe con il leone prima di essere divorato. Quello che segue è il dialogo che ha immaginato:

> Principe: "No, ti prego, non farlo! Perché mi vuoi mangiare?".
> Leone: "Be', perché no?".
> Principe: "No, risparmiami, ti prego, non vedi che non posso neanche muovermi?".
> Leone: "E con questo?".
> Principe: "Ma tu sei crudele, senza pietà!".
> Leone: "No, è che tu sei scemo. Perché non ti dovrei mangiare?".

Principe: "Ma non si mangia la gente indifesa!".
Leone: "E perché? È tutta fatica in meno".
Principe: "Ma che leone sei tu a mangiarti la pappa pronta?".
Leone: "E che principe sei tu, lì tutto rammollito?".
Principe: "Ma no, non sono un principe, è tutto uno scherzo! Sono un povero vagabondo mendicante, sono passato di qui per caso, qui si sta bene e mi sono fermato. Risparmiami, ti prego!".
Leone: "Fai schifo".
E il leone se ne va.

Chiedo a Vittorio di calarsi nella parte dei vari personaggi: del principe, del leone e della regina. Vittorio mi dice che:

Il leone se ne è andato solo perché quel rammollito gli faceva schifo. C'erano ancora due o tre cortigiani da mangiare e li preferiva.
Il principe è terrificato ma tanto non sa che cosa fare, non può lottare con il leone ed è stupefatto da tanta crudeltà.
La regina resta immobile, muta e piuttosto estranea alla vicenda.

La fiaba prosegue:

Il giorno dopo il leone torna, ha già mangiato un paio di cortigiani e quindi è sazio, viene più per divertirsi a tormentare il principe che per altro.

Il dibattito riprende: il principe continua a supplicare, il leone a non mostrare pietà, il principe accusa, il leone gli dà dello scemo ripetutamente. Riporto qualche brano, saltando le molte ripetizioni.

Principe: "Tu sei una belva feroce, uccidi, sbrani, distruggi, sei un mostro!".
Leone: "No, caro mio! Io mangio perché ho fame, tu no forse?".
Principe: "Ma io non uccido, mangio insalata".

Leone: "Ma guarda che scemo! E l'insalata che cosa ne pensa di te?".
Il principe resta muto.

(Vittorio è strettamente vegetariano.)

Segue un brano in cui il principe della fiaba è sconvolto dalla crudeltà del mondo: il leone mangia lui, lui mangia la verdura, respirando uccide milioni di microbi, camminando uccide milioni di animaletti della terra... una catena di "violenze". Comunque quella sera il principe prende un po' di cibo e si sente più in forze. Il leone ritorna ogni giorno, ormai ha deciso di mangiare il principe per ultimo, tanto per fare un po' di conversazione. I temi del dialogo sono molto ripetitivi.

Il leone dice tra l'altro:

Io mangio, mi muovo, vivo, sto bene, guarda tu come sei conciato, come tutta la tua corte, qui siete tutti mezzi morti. Meglio che vi mangi in fretta, non mi piace il sapor di cadavere!

Il discorso cade poi sulla regina.

Principe: "Non posso andare via. Lei poverina qui da sola che cosa farebbe? Ne morirebbe. Non ho cuore di lasciarla".
Il leone racconta allora che quella non è la povera regina malata che sembra, ma una strega terribile. Fa sempre così, lui la conosce bene: attira i passanti nel castello, li seduce, li priva di forze e li tiene schiavi a vita. Il principe non gli crede. La regina nel frattempo ascoltava da dietro la porta. Appena il leone esce, la regina con un filin di voce chiama il principe. Gli dice che le è giunta notizia che un leone feroce si aggira nel castello, lei è così debole e indifesa, se il leone la trova è fin troppo facile sbranarla. Ordina al principe di chiudere ogni porta e finestra del castello, di restare accanto a lei e di non far entrare nessuno.
Il principe a quel punto è un po' perplesso. Fra il leone e la regina non ha più ben chiaro chi sia il più pericoloso. Ma si fida ancora della regina: sbarra tutti gli usci e monta di guardia. Viene la notte, è buio pesto, non si sente un rumore. Il principe è di guardia nella stanza della regina.

A un tratto si sente un gran fracasso. È il leone che infrange la vetrata della finestra e balza nella stanza. Il principe lo vede, grande e forte, con la sua bella criniera, non ha neppure il tempo di avere paura perché tutto accade in rapida successione: come la regina si accorge della presenza del leone lancia un grido orribile e si trasforma. Il suo volto bellissimo svanisce e lascia il posto a un ghigno orrendo: è un'orchessa con la bocca spalancata, enorme, nera e senza fondo. Si lancia sul leone. Inizia una lotta furibonda.
Il leone sputa fuoco, si alza sulle zampe posteriori, cerca di difendersi, ma l'orchessa gli è addosso, con le fauci spalancate. Il principe non ragiona più, prende qualcosa, un bastone, un punteruolo, si lancia sulla strega e mira dritto dritto al cuore. Come il punteruolo la trapassa, la strega cade a terra morta stecchita. Il principe salta in groppa al leone e insieme fuggono lontano dalla reggia.

Il simbolismo maschile

Nella fiaba compare un maschile simbolico, rappresentato dalla figura del leone, ma inizialmente appare come un nemico. Il simbolismo del leone ci porta in pieno nel campo delle rappresentazioni del maschile: simbolo di potenza, di sovranità, di forza, di azione, di coraggio, di luce, di parola.

Gli aspetti oscuri di questo simbolo si collegano al dispotismo, alla violenza brutale, alla soddisfazione impulsiva di ogni appetito. E sono questi gli aspetti che Vittorio coglie inizialmente: il leone della fiaba è forte, ma percepito solo come un violento.

Sono gli stessi aspetti che Vittorio sottolinea nella sua descrizione del padre: è dispotico, autoritario, prevaricatore, impulsivo, irruente e collerico.

Nel vissuto di Vittorio la figura maschile paterna è carica di valenze distruttive ed è totalmente rifiutata. Vittorio detesta suo padre e non vuole assomigliargli sotto alcun aspetto. Gli risulta così impossibile ogni identificazione con il maschile. La realizzazione della polarità attiva, in tutte le sue manifestazioni, per Vittorio è completamente bloccata dalla sua visione solo negativa del padre. Anche il suo corpo dimostra, con l'impotenza sessuale, l'incapacità di calarsi nel ruolo maschile. Abbiamo in Vittorio un rifiuto totale del maschile simbolico, sia nelle sue manifestazioni fisiche (Vittorio non ha erezioni, ha la pressione bassa, la muscolatura flaccida, è sempre stanco e ha freddo, la sua vista è debole, la sua mente confusa), sia nelle sue manifestazioni comportamentali (Vittorio è incapace di aggressività, è sempre passivo, indeciso, senza slanci), o relazionali (Vittorio non parla, non si esprime, non va verso gli altri, non cerca nessuno, se ne sta chiuso in casa a fare nulla).

La mia sollecitazione, che il principe "parli" con il leone della fiaba, è intesa a stimolare a livello di immaginario un avvicinamento al simbolismo maschile. E il principe inizia, anche se solo verbalmente e lamentosamente, a esprimere un minimo di aggressività. Gli interventi del principe nel colloquio sono più che altro in termini di supplica e di recriminazione. Non si tratta di un attacco frontale diretto. Il principe punta sulla propria debolezza come argomento di contrattazione con il leone e cerca di colpevolizzarlo per la sua aggressività manifesta. Ma il gioco non funziona. Il leone non è affatto toccato dagli argomenti del principe e reagisce con disincantata spontaneità. Principe e leone sono, fino a questo punto, schierati su fronti opposti: passivo, lamentoso e colpevolizzante l'uno; attivo, aggressivo e insolente l'altro. Le polarità simboliche maschile e femminile si scontrano, ma non si incontrano.

Mi ha colpito in particolare il fatto che il leone di questa fiaba continui a dare dell'imbecille al principe. Nella tradizione simbolica il leone è anche il portatore di luce, di conoscenza: combatte e vince le tenebre dell'ignoranza. Il leone della fiaba di Vittorio sembra piuttosto abile nella dialettica. Con le sue domande e i suoi ripetuti "perché?", con i suoi frequenti ironici ribaltamenti del punto di vista

("Che cosa ne pensa di te l'insalata?"), ha rapidamente la meglio sui luoghi comuni del principe.

Nella realtà Vittorio non si è mai occupato troppo di sviluppare le sue capacità intellettuali: è stato uno studente mediocre e disinteressato e in generale non si è mai posto molte domande sulla sua situazione né sulla realtà circostante e non nutre alcuna curiosità per il mondo.

Anche quando il discorso tocca l'argomento della regina il leone della fiaba si fa portatore di conoscenza. Sa qualcosa che il principe neppure sospetta e che si rivelerà esatto. Dal tono con cui il leone parla della regina, sembra che si tratti di una conoscenza molto antica: "La conosco bene io!".

Il passaggio in cui il principe della fiaba si dichiara essere in realtà un "mendicante di passaggio", ha qualche collegamento con il vissuto di Vittorio. Lui ama presentarsi a se stesso e agli altri come una specie di eroe, di paladino degli indifesi, come un esempio di bontà superiore. L'immagine iniziale del principe buono corrisponde all'immagine idealizzata di se stesso che Vittorio cerca di difendere. Ma in alcuni momenti questa autoimmagine idealizzata crolla rovinosamente al suolo nell'impatto con la realtà, lasciando emergere un'autopercezione ben diversa: quella del "mendicante" per l'appunto.

Vittorio si sente vuoto, completamente vuoto, privo di capacità, di risorse, di energia: una nullità, che si trascina "mendicando" un po' di affetto o almeno di compassione. In quei momenti Vittorio si sente del tutto incapace e impotente. Esclude a priori che qualcuno possa mai amarlo per ciò che è e ricorre al vittimismo come unico mezzo per attirare attenzioni.

Il cammino dell'eroe

Erich Neumann, quando parla dell'origine della coscienza (simbolicamente maschile) dal caos indistinto dell'inconscio (il femminile uroborico), prospetta una serie di tappe necessarie. All'inizio l'eroe, una "potenzialità" di coscienza, è ancora completamente immerso nel mare indistinto delle origini.

La Grande Madre da cui ogni vita scaturisce è femminile in quanto generatrice dell'esistente. Non è "femminile" nel senso di un femminile differenziato, che richiama come suo opposto polare un maschile altrettanto differenziato, è "femminile" in un senso molto più arcaico che allude a uno stato primordiale in cui maschile e femminile non si sono ancora scissi. L'uroboros originario in realtà è maschile e femminile insieme, proprio in quanto indifferenziato, non ancora scisso nelle due polarità. Il cammino dell'eroe/coscienza consiste innanzitutto nell'emergere da questo mare primordiale.

In seguito dovrà affrontare e vincere gli aspetti distruttivi del femminile, integrandone quelli positivi nell'Anima e analogamente dovrà combattere e vincere gli aspetti distruttivi del maschile, identificandosi in quelli positivi. Sono le stesse tappe che percorre il bambino *maschio* che deve innanzitutto separarsi, differenziarsi dalla madre e affermarsi come entità a se stante.

Gli antichi riti maschili di iniziazione alla pubertà segnavano appunto l'allontanamento dalla madre, l'assunzione di un'identità maschile, l'ingresso nel mondo degli uomini. Il rito era precedente e preparatorio al matrimonio. Solo quando il ragazzo aveva stabilmente acquisito un'identità maschile, poteva porsi in contatto con un femminile: non più la madre ma la compagna di vita. Il distacco dal femminile materno era quindi considerato indispensabile per il maschile, ai fini dello sviluppo di una relazione adulta con l'altro sesso.

Osserviamo ora sotto questa luce la fiaba di Vittorio.

Il principe compare all'inizio con caratteri maschili adulti, ma ciò si rivelerà in seguito un bluff, si trattava invece di un mendicante/bimbo, dipendente per la sua sopravvivenza dalle elemosine esterne/materne. Nel contatto con la reggia/regina, viene completamente risucchiato, inglobato in un utero primordiale comodo ma che soffoca ogni individualità. Il principe rimane con la regina. E di una regina si tratta nella fiaba, non di una principessa!

Neumann studia nel mito dell'"eterno adolescente" le sorti del giovane maschio che non riesce a staccarsi dalla Grande Madre. Affascinato e ammaliato, amante imberbe, viene lentamente risucchiato e ucciso.

È proprio quanto rischia di accadere al principe della fiaba di Vittorio: intrappolato dall'ammaliante regina, sempre più debole, si spegne pian piano.

La reggia/regina della fiaba non sembra presentarsi con le caratteristiche ermafrodite dell'uroboros originario, visto che i tratti maschili mancano completamente, è piuttosto la rappresentazione simbolica di un femminile esasperato, che non include il suo opposto. Identificandosi con esso il principe si perde: perde se stesso, la sua identità, la sua autonomia.

Il leone della fiaba conosce bene questo pericolo e mette in guardia il principe, svelandogli gli effetti distruttivi di un simile femminile: la regina è una strega, una seduttrice, un'ammaliatrice, che lega a sé il maschile in un rapporto di schiavitù mortifero. Ma il principe non gli crede. E la regina cerca di legarlo ancor più a sé: gli ordina di chiudere ogni ingresso/uscita dalla reggia. Il principe ora è del tutto intrappolato.

Chi fa saltare il gioco è ancora una volta il leone, delegato a incarnare tutta l'"attività" del racconto. Il leone "penetra" nella reggia, il fallo simbolico leonino agisce e si trova in contatto con il femminile. Qui la trasformazione della regina è immediata e rapidissima: si rivela subito per quello che è realmente, emerge il suo aspetto terrificante di orchessa. Vengono qui completamente svelate le qualità distruttive della regina: è una voragine nera senza fondo. L'immagine dell'orchessa dà un volto alle paure più profonde di Vittorio: il suo genitale non si erge, non penetra, non incarna il ruolo maschile, perché teme di incontrare un femminile terribile e divorante.

Nei colloqui successivi con Vittorio emergono certe sue confuse e antiche fantasie sul genitale femminile: "una voragine nera e senza fondo", sconosciuta, insaziabile, da cui teme di venire divorato. Il suo terrore di un femminile ignoto è ben più profondo di quello che prova verso un maschile aggressivo ma manifesto, conosciuto e visibile. Riemergono anche antichi vissuti legati alla famiglia: per Vittorio questo padre violento, collerico ma diretto, di cui riesce almeno a parlare, è in fondo meno angosciante della madre, che fa fatica persino a nominare. Nel primo caso si tratta di un'ostilità reciproca, dichiarata e riconosciuta; nel secondo caso si tratta di oscure percezioni e di terrori senza nome. Vittorio ha paura di sua madre ma non sa perché, Vittorio a volte ne sospetta una violenza nascosta ma si sente subito in colpa, Vittorio a volte prova una rabbia sorda nei suoi confronti che gli appare immotivata e mostruosa.

Nella fiaba il principe riesce ad agire solo quando l'orchessa mostra il suo vero volto. Nella realtà sarà solo quando giungeranno a coscienza gli aspetti negativi della figura materna che Vittorio riuscirà a separarsene. Nel momento finale della fiaba il principe agisce: si arma di uno strumento fallico simbolico e uccide la strega.

Nelle fantasie di Vittorio il rapporto sessuale assumeva toni altamente distruttivi: non di una penetrazione amorosa, non di un contatto affettivo profondo, ma di una penetrazione devastante, assassina, in cui nelle sue fantasie chi moriva era lui. Proprio questo terrore gli rendeva impossibile compiere l'atto sessuale o anche solo avere un'erezione.

Nella fiaba nel momento in cui il principe fronteggia vittoriosamente l'orchessa il suo rapporto con il leone muta: ora è un amico e un alleato. Fino ad allora solo il leone, l'animale, la bestia, l'istintualità lontana dalla coscienza, aveva svolto nella fiaba un ruolo attivo, il principe non aveva mai mosso un dito. Nel finale della fiaba invece è il principe stesso che assume su di sé l'azione, che "diventa un leone", un eroe.

Le fasi di sviluppo della terapia si sono succedute con una cadenza abbastanza analoga: Vittorio prima è riuscito a dare un volto ai suoi fantasmi angoscianti riguardanti il femminile, poi è riuscito a riappropriarsi della propria aggressività, si è riavvicinato al maschile e a questo punto si è sentito in grado di fronteggiare le sue paure profonde. La possibilità di Vittorio di vivere gli aspetti libidici, affettivi e sessuali del rapporto con l'altro sesso si è aperta solo in seguito a questa battaglia.

Nel corso di tale processo è riemerso, per esempio, il ricordo che questa madre, di cui non parlava mai, devastata da una depressione bipolare e con accessi maniacali violentissimi, era stata un vero incubo sepolto nella memoria di Vittorio bambino. E il padre, un po' tardivamente riscoperto, non era poi quel dittatore che sembrava all'inizio: anche le sue famose sfuriate al figlio trentenne e completamente abulico erano mosse dal desiderio di smuoverlo dal torpore mortifero in cui giaceva.

La fiaba di Vittorio è poi continuata seguendo canoni abbastanza classici nella ricerca della principessa da sposare, attraverso il superamento di mille ostacoli e difficoltà, ma con un principe protagonista ormai pienamente padrone delle sue capacità attive.

Come in un rito iniziatico Vittorio ha ripercorso nell'immaginario le tappe della lotta contro un femminile materno divorante, fino alla sua identificazione con un maschile solare ed eroico...

Capitolo 13

La fuga dal castello

La fiaba

Veronica mi racconta una fiaba:

C'era una volta una principessa che viveva in un castello, il castello era molto bello, molto grande e molto, molto vuoto... Vedo la principessa girare per i saloni e le terrazze, con un bellissimo vestito azzurro. Certo è tutto molto bello e molto comodo, il castello è pieno di servitù, ma c'è anche un grande silenzio. La principessa si annoia, pensa a tutta la sua vita rinchiusa in quella gabbia dorata: non vedrà mai che cosa c'è fuori, oltre il parco e il cancello. Le sembra di non vivere.
Così una notte decide di andarsene. Raccoglie quattro vestiti, monta a cavallo e se ne va.
Comincia una vita di avventure per lei che non sa nulla del mondo, che ha sempre fatto la principessa: vede molti luoghi, belli e brutti, passa attraverso molte peripezie, si trova in villaggi poverissimi, vive insieme ai contadini, va a caccia con i cacciatori, a pesca con i pescatori, conosce i ladri e gli ubriaconi delle taverne. Non si ferma mai: arriva in un posto, ci sta per un po', ci vive, lo conosce e poi riparte per nuove avventure.
Un giorno, mentre sta attraversando un grande bosco ed è quasi notte, il suo cavallo impazzisce: si lancia in un galoppo sfrenato, folle. Salta, si impenna, riparte. A un certo punto fa cadere la principessa di groppa e fugge via. La principessa caduta a terra perde i sensi. Non sa quanto resta svenuta. Quando si riprende, pian piano, tutta ammaccata, prova a muoversi. Si guarda in giro: è in una palude. Fa per alzarsi e si accorge con orrore di essere caduta nelle sabbie mobili. È spa-

ventoso! Si dibatte, urla con tutto il fiato che ha in corpo, ma non c'è nulla da fare, non c'è nessuno intorno. Più si agita e più affonda, allora resta immobile. È orribile!

Veronica comincia a piangere: è decisamente sconvolta dalla fiaba che mi ha raccontato.

La vita di Veronica

Veronica è nata da una famiglia veneziana nobile e molto abbiente. Ha condotto un'esistenza più che agiata fino al termine delle scuole superiori. A quel punto, con quello che definisce "un colpo di testa", è scappata di casa e ha cominciato a vagabondare per l'Europa, vivendo di espedienti. Ora ha ventisei anni ed è tornata in Italia da uno.

Ha deciso di iniziare un trattamento psicosomatico per una forma di nevrosi cardiaca, caratterizzata da tachicardie e aritmie molto marcate e frequenti, comparse nell'ultimo anno e mezzo, durante il quale ha avuto anche frequenti episodi di svenimento, il tutto non riferibile a precise cause organiche.

Nel periodo in cui inventa questa fiaba Veronica sta conducendo una vita piuttosto spenta, passando parecchio tempo a letto e in stato di semiletargo, aiutato da alcolici e tranquillanti. Le analogie tra la storia personale di Veronica e la fiaba che racconta sono numerose: la reggia dorata e vuota fa pensare all'agiatezza della sua infanzia caratterizzata dall'isolamento affettivo, la fuga della principessa e le sue peripezie assomigliano al vagabondaggio di Veronica per l'Europa.

La palude

Evito per il momento di indicare direttamente i collegamenti tra la fiaba e la storia personale e chiedo invece a Veronica che cosa le richiami alla mente "la palude". Mi dice che "è qualcosa di infido e mortale", "vista da fuori sembra tranquilla: è terra morbida, liscia, vellutata, accattivante, ma appena ci metti un piede dentro ti ingoia, ti risucchia, ti soffoca e ti uccide". Dice: "Sembra mia madre!".

Le caratteristiche delle sabbie mobili, il loro essere "terra" più "acqua", simbolicamente avvicinabili al femminile, cedevoli e tipicamente inglobanti, le rendono particolarmente adatte a rappresentare a livello immaginario le potenzialità di un femminile materno distruttivo: è l'archetipo della "Grande Madre" nel suo aspetto negativo, che tutto riassorbe dentro di sé, che uccide proprio perché risucchia e non permette la vita fuori di essa.

Veronica ha cercato ai tempi dell'adolescenza di liberarsi dalla morsa di una madre estremamente possessiva con la sua precipitosa fuga da casa, cercando di affermare una sua fragile autonomia, ma sta ora ricadendo in pieno nella sfera di attrazione di un femminile simbolico negativo e potenzialmente mortifero, che oggi non è più incarnato dalla madre, ma agisce a livello inconscio attraverso la fascinazione del sonno eterno, della notte, del letargo, dell'immobilità, del regresso a uno stato di non coscienza.

Le mani sopra il cuore

Un primo movimento della fiaba avviene in seguito a un sogno. Veronica non lo ricorda, ricorda solo con chiarezza una voce che le diceva: "Mettiti le mani sopra il cuore e segui il tuo destino". Da questo le viene in mente un ulteriore sviluppo della fiaba.

> La principessa, visto che dibattendosi peggiora solo le cose, si mette le mani sul cuore e si lascia affondare nella palude. Entra completamente in quel magma nero e morbido e sente che "non è la prima volta".

Cogliendo lo spunto del "mettersi le mani sopra il cuore" sollecito Veronica a parlare dei suoi sentimenti in questo periodo. Emerge un'infinita disperazione.

Del "lasciarsi andare a fondo" Veronica mi dice: "È proprio quello che sento, la voglia di lasciarmi andare, di non lottare più, di non reagire più, di non combattere e di non sperare: è tutto troppo doloroso. 'Lasciarmi andare a fondo' è la voglia di affondare lentamente ma senza dolore nel sonno, nella notte, nell'incoscienza. È quello che sto facendo: bere mi serve solo a dormire più in fretta, non ce la faccio a vivere la giornata, mi è tutto troppo doloroso, voglio solo pace e riposo".

Veronica mi parla di una relazione affettiva molto coinvolgente avuta a Berlino prima del suo rientro. Anzi, è stata proprio la rottura inaspettata e dolorosa di quel rapporto ciò che ha provocato la sua decisione di ritornare in Italia. Veronica era molto innamorata di un ragazzo conosciuto durante il suo soggiorno in Germania, Marco. Per la prima volta in vita sua aveva pensato di sposarsi, di avere dei figli, di costruirsi una famiglia.

"Sentivo di avere trovato la persona giusta," mi dice, "il posto dove fermarmi, il porto tranquillo dove attraccare definitivamente dopo tante tempeste. Ci avevo contato, ci avevo creduto, tanti sogni, tante speranze. Già vedevo il mio futuro: un futuro felice e tranquillo, mi sentivo finalmente arrivata a casa."

La relazione si era interrotta bruscamente quando Marco le aveva comunicato di essere sposato e di non avere alcuna intenzione di chiudere il suo rapporto coniugale. Per Veronica era stato il crollo, un crollo improvviso e drammatico. Tutti i suoi progetti erano sfumati improvvisamente nel nulla. Da un giorno all'altro si era ritrovata da ragazza innamorata, felice e piena di speranze, a ragazza sola e disperata, in un paese straniero, senza nessuna sicurezza e senza nessun progetto per l'avvenire. Aveva temuto di impazzire. Non aveva avuto più voglia di vivere. Il futuro le si presentava come un tunnel nero senza fine, il passato come una serie di errori. Aveva deciso di tornare in Italia come estremo tentativo di ritrovare un punto d'appoggio stabile.

Dice: "Era una mossa insensata: in Italia non avevo più

nessuno, né casa, né lavoro, né amici, però era la mia terra. Mi sentivo persa, sbandata. Volevo tornare a casa, se non proprio a casa mia, almeno alla mia terra. Sentire la terra sotto i piedi forse".

Le vertigini, gli svenimenti e i disturbi cardiaci erano comparsi appena dopo la rottura della relazione affettiva con Marco.

Affiorano i ricordi

Chiedo a Veronica che cosa significa quel "non è la prima volta". Emerge una lunga catena di ricordi: "Non solo non è la prima volta, ma è sempre stato così!". Veronica ricorda la sua infanzia, il dolore profondo che provava perché sua madre sembrava cronicamente preferire i fratelli maschi a lei. Veronica non se lo spiegava. Non capiva il perché e ritorceva depressivamente la risposta su se stessa: "Si vede che loro sono migliori di me!" e si arrovellava per capire in che cosa. Con il tempo alla reazione di ribellione verso il rifiuto materno era seguita la rassegnazione, la chiusura, il ritrarsi dal mondo.

La prima reazione di Veronica alle preferenze materne era stata la rabbia, una rabbia furiosa, bruciante: avrebbe voluto urlare, gridare, farle del male. Ma non poteva. E ogni mossa sembrava inutile. Allora si era rinchiusa in se stessa. Era cambiata anche fisicamente. Dalla bambina vivace e allegra che era stata nei primi anni delle elementari era diventata una ragazzina introversa, timida e triste. Fantasticava spesso di lasciarsi morire per punire la madre. "Poi se ne sarebbe accorta!" si diceva per consolarsi. Questo atteggiamento di rassegnazione di fronte alla frustrazione era divenuto poi tipico delle sue reazioni: Veronica non aveva mai lottato contro i rifiuti, si era sempre chiusa e ritirata.

La vecchia guida

La fiaba continua:

Scendendo scendendo nel buio la principessa tocca il fondo, che si apre sotto i suoi piedi e si ritrova in un mondo sotterraneo, un po' oscuro, ma non del tutto buio, fatto di cunicoli e di corridoi. Arriva in una grande stanza spoglia e vede una vecchia. È molto vecchia, ha l'aria piuttosto decisa ma bonaria e sembra conoscerla da sempre. Le dice: "Ah, sei qui! Dunque, per prima cosa vai di là e metti in ordine".
La principessa ubbidisce, entra in una stanza che è piena di palline, come biglie colorate rosse e nere mescolate. Sa che deve separarle come in ogni fiaba! Nella stanza successiva trova chicchi di miglio e di avena mescolati e nella terza stanza dei chicchi morbidi, rotondi come il granturco, mescolati con aghetti di paglia pungenti. Si mette al lavoro e riordina tutto.

Chiedo a Veronica che tipo di prove le sembrino queste. Risponde: "L'unico senso che riesco a vederci è il fare ordine, il distinguere le cose, il separarle, l'uscire dalla confusione di cose diverse mescolate insieme".

I ritmi nella vita

Vediamo intanto che cosa sta accadendo nella vita reale di Veronica e nel suo stato fisico. I comportamenti collegabili al "lasciarsi andare a fondo" e al cercare di mantenersi in uno stato di incoscienza cominciano a diminuire da quando la fiaba entra nella fase dell'abitazione sotterranea e nello stesso periodo cessano gli svenimenti.

La "cattiva madre" simbolica rappresentata dalle sabbie mobili lascia il posto alla "buona madre" guida rappresentata dalla vecchia.

Una delle prime operazioni che Veronica fa è quella di dare un po' di ritmo alle sue giornate, una cadenza regolare. Ricorda di avere sempre odiato i ritmi fissi. Era la madre quella che le imponeva rigidamente a quale ora doveva mangiare e a quale ora dormire, a quale ora studiare e a quale ora giocare. Il successivo rifiuto di Veronica verso la madre, la sua ribellione, avevano comportato anche il rifiuto di ogni ritmo. Già dal tempo della sua fuga da casa provava un vero piacere a sconvolgere ogni orario: a dormire di giorno e a star sveglia di notte, a mangiare alle ore più impensate purché non fossero mezzogiorno e sera.

Il femminile è collegato anche alla ritmicità dei cicli, al ritmo delle stagioni, alla ciclicità della marea e alla cadenza regolare del mestruo. Non a caso Veronica a quel tempo presentava una notevole irregolarità dei cicli mestruali, cosa a cui non aveva dato alcun peso.

Ora avviene in Veronica una diversa accettazione dei ritmi, collegata a un più generale processo di accettazione del femminile, non più visto solo come ipnoticamente mortale. In quel periodo si regolarizza molto anche il ritmo cardiaco, nel senso che diminuiscono le aritmie anche se permane inalterata la tachicardia.

La separazione degli opposti

Delle varie prove ordinate dalla vecchia della fiaba, quella che colpisce di più Veronica è "la separazione delle biglie rosse da quelle nere". Le chiedo a che cosa collega questi colori. Il "rosso" le fa venire in mente la rabbia, il sangue che va alla testa, un toro inferocito; il "nero" le ricorda la tristezza, la disperazione, il lutto.

Parlando delle sue reazioni emotive emerge in Veronica una caratteristica mescolanza di sentimenti che la porta alla paralisi espressiva. Veronica dentro di sé si arrabbia, spesso e molto, ma subito subentra la sensazione che tanto sia inutile, che non valga la pena di lottare e così lascia perdere e rinuncia a ogni espressione. Questa sequenza di reazioni è tipica in Veronica e ne blocca l'espressione emotiva.

La tachicardia sparirà solo quando Veronica comincerà a esprimere tutto il fuoco dei suoi sentimenti: tanta rabbia prima, ma poi anche un'affettività molto calda.

Di un'altra prova Veronica dice qualcosa: del "separare i chicchi dalla paglia". L'associazione che le viene spontanea è "il distinguere il rotondo dall'aguzzo, qualcosa di morbido che puoi schiacciare, da qualcosa di pungente che si spezza ma non si piega". Anche queste caratteristiche, tradotte in termini di comportamento, erano sempre mescolate in Veronica: era tipico di lei assumere un atteggiamento particolarmente "spinoso" e "pungente" come difesa, ogni volta che si sentiva troppo "morbida", troppo vulnerabile e "schiacciabile".

La riunificazione degli opposti

La fiaba si conclude quando:

> La vecchia, dopo che la principessa ha eseguito le tre operazioni ordinatele, le dà in dono un medaglione salvavita. Si tratta di uno strano medaglione rotondo, tutto inciso con segni incomprensibili, è di pietra, ma è anche molto caldo. La vecchia dice alla principessa di portarlo sempre al collo, sul cuore: la proteggerà da ogni disgrazia.

Qui possiamo fare alcune osservazioni: il medaglione è di pietra, sempre "terra" in fondo, ma "terra solida", non la terra fredda e acquosa delle sabbie mobili, ma la terra solida calda e antica della vecchia. Il medaglione salvavita è caldo, a dimostrare che racchiude in sé anche lo "spirito del fuoco". È una rappresentazione emblematica di compresenza degli opposti, dove femminile e maschile, terra e fuoco, materia e spirito, si integrano in modo da completarsi a vicenda. La pietra è il fondamento, la pietra angolare, l'ossatura per così dire dell'abitazione, il fuoco è ciò che la rende accogliente e viva, ciò che la trasforma in una casa. La vecchia sembra conferire simbolicamente a Veronica un suo "centro", un punto di equilibrio, da portare sul cuore, sul centro della circolazione energetica vitale.

Il cuore, l'organo con cui Veronica esprimeva più vistosamente il disturbo che l'ha condotta in terapia, racchiude in sé entrambe le valenze simboliche, di maschile e di femminile, di coppa e di fuoco: scandisce nel ritmo alternato di contrazione e distensione proprio l'alternanza yin e yang delle due polarità.

A livello immaginario la fiaba ha indicato la cura necessaria: il riequilibrio e l'integrazione degli aspetti maschili e femminili, della terra e del fuoco, e ha prospettato un lieto fine:

> La principessa esce dalla caverna sotterranea, risale in superficie e lì c'è qualcuno che la aspetta...

Capitolo 14

Il metodo della fiaba su di sé

A questo punto molti lettori probabilmente avranno già provato a inventare una fiaba da soli. Bene.

Inventare una fiaba fa bene a tutti

Questo capitolo è dedicato specificamente al lettore non "addetto ai lavori" che vuole provare a utilizzare il metodo della fiabazione su se stesso.

C'è una sola e unica cosa *da non fare*: cercare di interpretarsi le fiabe!

Inventare una fiaba in sé può solo far bene: che la fiaba si bella o brutta, che scorra liscia o che si fermi, che finisca bene o male, ha comunque semplicemente dato una rappresentazione per immagini a un processo che era già in corso. Il trasporre un evento fisico o psicologico o relazionale in immagini raffigura simbolicamente come il soggetto lo sta vivendo in quel momento, lo rende più accessibile alla coscienza, e questo è già un passaggio evolutivo, e può aprire nuove possibilità di sviluppo positivo, perché l'immaginario ha infinite capacità di trovare soluzioni a quelli che si presentano come dei problemi.

Interpretare la fiaba "dopo", invece, la svilisce e la riduce: la mente razionale del soggetto, quella che interpreta la fiaba subito dopo averla inventata, ne coglie necessariamente solo *alcuni aspetti*, molto limitati, ma soprattutto li rielabora secondo quegli stessi *schemi mentali* con cui stava già cercando di risolvere il problema senza riuscirci, che sono poi anche gli stessi schemi mentali con cui l'aveva creato!

Paul Watzlawick, nel suo noto libro *Change*, diceva che a volte per vedere la soluzione di un problema occorre solo *uscire dagli schemi mentali* che si sono usati per cercare di risolverlo. Porta come esempio il noto gioco dei nove punti disposti in quadrato, da collegare con una linea spezzata a quattro segmenti: soltanto uscendo da uno schema mentale preconcetto è possibile vedere la soluzione, che è letteralmente impossibile da cogliere rimanendoci dentro.

Qualcosa di simile offre il metodo della fiabazione: offre l'opportunità di uscire temporaneamente da un certo schema mentale e di vedere il problema da un altro punto di vista, e magari da quello coglierne *intuitivamente* le possibili soluzioni.

Qualunque sia il "problema" che state affrontando, evidentemente ci avete già riflettuto sopra e non ne avete vista la soluzione, altrimenti non sarebbe affatto un problema. Come dice il vecchio adagio: "Ciò che non ha soluzione non è un vero problema e quando la soluzione c'è non è più un problema!".

La problematicità è uno stato transitorio e si riferisce a un quesito che per definizione ha una risposta, ma la risposta non è ancora stata trovata. La fiaba aiuta a trovare le risposte, perché aiuta a elaborare il problema approcciandolo da un'angolatura differente e aiuta a sfruttare in pieno la creatività nel cercare le soluzioni. È uno degli strumenti che rendono possibile operare un cambiamento di piano: fa uscire per un momento dagli schemi logico-razionali con cui un certo argomento è già stato trattato e non risolto e lo raffigura a un altro livello: nel mondo della fantasia. Può darsi che a questo livello, essendo la creatività infinita, si trovino delle soluzioni. Anzi: come si fa a non risolvere un problema in una fiaba, visto che la fantasia ha a disposizione tutti gli strumenti possibili?

Questo procedimento di spostamento su un altro piano può "poi" far scaturire spontaneamente delle intuizioni e può far venire in mente alcune soluzioni "reali" e possibili, che prima non erano state viste, o non erano state prese in considerazione, proprio per la rigidità dello schema mentale con cui il tema era stato affrontato e riaffrontato senza successo. Se si interpreta la propria fiaba subito dopo averla inventata, quindi con la stessa mente razionale di prima, che non è certo molto cambiata in quella mezz'ora, si rientra subito nello schema mentale precedente e lì ovviamente le soluzioni fiabesche non servono a nulla perché non sono applicabili alla realtà.

In altre parole: se il vostro fine è quello di risolvere un certo problema personale è inutile cercare di interpretare la fiaba che avete inventato e può persino essere controproducente cercare di seguire quelle che la mente razionale crede siano le soluzioni o i suggerimenti dati dalla fiaba: vi ritrovereste il problema reale esattamente come lo vedevate prima e non fareste altro che riconfermare a voi stessi che non ha soluzione se non nelle fiabe. In questo senso interpretarsi le fiabe è perdere l'occasione che aveva offerto l'inventarle, è bruciarsi una possibilità. Per questo motivo l'autointerpretazione riduce l'efficacia dello strumento della fiabazione.

Il passaggio realtà-simbolo-realtà è sottile e non può essere gestito sbrigativamente o come una semplice equazione matematica. I simboli contengono molti aspetti, sfaccettature, significati opposti e polarità compresenti. Una fiaba è simile a una cipolla: ha molti strati e si presta a diversi livelli di lettura, tutti validi, ma a differenti livelli di profondità. Una piena comprensione di una fiaba è forse impossibile, ma certo una comprensione superficiale rischia di essere estremamente riduttiva e anche fuorviante se viene tradotta subito in soluzioni operative.

Credo di avere insistito abbastanza sul perché non sia il caso di interpretare le proprie fiabe, ma questo vale ancor di più per le fiabe inventate da altri. *Mai interpretare le fiabe inventate dal partner, dai figli e dagli amici!* Non c'è di peggio che cominciare a invadere l'altro con: "Ah! Allora questo vuole dire che tu..." e ciò è particolarmente importante proprio quando si tratta di una persona cara.

Un certo livello di conflittualità esiste sempre nelle relazioni affettive strette, anche quando non è evidente. Usare la fiaba dell'altro per trarne indicazioni e per farci sopra speculazioni o dare consigli, aggrava il conflitto, latente o meno che sia. È una forma di manipolazione e di controllo che produce reazioni negative, fa sentire l'altro violato, invaso nella sua sfera più intima e privata, ed è effettivamente una sorta di violazione, che genera inevitabilmente delle reazioni aggressive e difensive e degli allontanamenti.

Gli psicoterapeuti possono svolgere bene il loro lavoro "anche" perché non sono direttamente coinvolti nei problemi dei loro pazienti, e nonostante questo devono fare costante attenzione a non venirne coinvolti comunque indirettamente, per assonanza emotiva con i loro problemi personali. Proprio per questo motivo non solo continuano a lavorare su di sé, ma spesso sottopongono i casi clinici a un terzo estraneo, l'analista supervisore, che non è coinvolto emotivamente nella relazione terapeutica con i pazienti in questione.

Come potrebbe non essere emotivamente coinvolto con il soggetto che racconta la fiaba chi è addirittura la moglie, il marito, l'amante o il genitore? Gli elementi della fiaba che verrebbero colti subito sono proprio quelli che si riferiscono alla relazione. Così i campi del reale e del fantastico si confonderebbero, interferendo in maniera del tutto inadeguata.

Personalmente ho scelto anche come psicoterapeuta di evitare quanto più possibile di interpretare le fiabe ai miei pazienti e quanto meno mai durante la fase di elaborazione, prima che la fiaba sia giunta a un lieto fine. A questo scopo mantengo la seduta di invenzione della fiaba (e quelle dei loro eventuali sviluppi), come dei *momenti a sé,* distinti dalle normali sedute di psicoterapia. Semmai, durante la psicoterapia vera e propria riprendo certi spunti offerti dalla fiaba, delle frasi o dei passaggi che servono per ampliare un certo tema o per parlarne più diffusamente. Questo avviene in un normale faccia a faccia, con il paziente sveglio e lucido e non certo mentre è a occhi chiusi in uno stato di rilassamento immaginativo.

Nelle fiabe che ho riportato come esempio ho illustrato le connessioni più evidenti tra la fiaba inventata e la storia reale dell'autore e alcuni significati simbolici dei personaggi principali che vi comparivano. Questo aveva uno scopo esemplificativo: le connessioni sono state citate perché il lettore potesse comprendere meglio per quale motivo una fiaba può essere usata come metodo per risolvere dei problemi fisici, emotivi o di altro genere e non intendeva assolutamente essere un invito a un "fai da te" interpretativo.

Quindi niente interpretazioni: usate il metodo della fiabazione per mettere in moto gli effetti positivi di un distacco mentale dagli schemi di pensiero abituali e di una ricerca creativa di nuove elaborazioni.

Vediamo ora *come* si può favorire l'invenzione di una fiaba.

Tempi e luoghi

Non ci sono dei tempi o dei luoghi speciali senza i quali non si possa inventare una fiaba. Ci sono solo delle considerazioni che possono rendere più semplice applicare il metodo della fiabazione su di sé.

Tempo

Garantitevi nei limiti del possibile un lasso di tempo in cui non verrete facilmente disturbati. Non si può sapere "prima" quanto tempo ci vorrà esattamente per inventare una fiaba: può darsi che in meno di mezz'ora la fiaba sia iniziata, abbia creato il dramma e l'abbia già risolto; come può darsi che ci voglia più tempo anche solo per lasciarsi andare all'immaginazione e per entrare nel vivo del racconto. Può darsi che la fiaba si fermi in un punto critico, che si arresti lì e che per il momento non ci sia nient'altro da fare. In questo caso potrete sempre riprenderla in un secondo tempo. Come può darsi che la fiaba si arresti, che impieghi un po' di tempo a superare il punto critico, ma che riesca a raggiungere il lieto fine e che l'intero travaglio non duri più di un paio d'ore.

Quindi l'indicazione più sensata riguardo ai "tempi" è quella di prendersi un lasso di tempo *tra la mezz'ora e l'ora*, dedicato solo a inventare la fiaba. Può succedere che finiate prima o che non basti, ma un'ora è un lasso di tempo possibile da trovare per chiunque. Le indicazioni riguardanti il tempo sono intese più che altro a evitare, nei limiti del possibile, di venire interrotti sul più bello: non che succeda nulla di grave, ma è irritante e fa perdere la concentrazione necessaria.

Luogo

Valgono le stesse considerazioni fatte riguardo al tempo: scegliete un posto dove siano minime le possibilità di venir disturbati. Non serve un luogo speciale, non importa che sia all'aperto o al chiuso: va bene inventare una fiaba sotto un albero come chiusi in bagno.

A volte inventare una fiaba produce un forte coinvolgimento emotivo e per questo è preferibile scegliere un luogo che non crei imbarazzo per la presenza degli altri. Di solito si preferisce sedersi in una posizione comoda e chiudere gli occhi. Se sconsiglio di provare sempre e solo a letto sdraiati prima di dormire (che è la prima cosa che viene in mente a tutti) è semplicemente perché il più delle volte ci si addormenta davvero e addio fiaba.

L'ideale per quanto riguarda i tempi e i luoghi è un posto dove si possa stare comodi e indisturbati per un'oretta circa.

Modalità

Ciò che conta è che a un certo punto si esca dallo stato comune di attività mentale e ci si lasci per così dire "trasportare dal racconto". È qualcosa che si percepisce anche fisicamente: fino a un certo punto si è lì a pensare a che fiaba inventare e subito dopo ci si ritrova immersi in un racconto che fluisce da solo. *È questa la parte che funziona.*

Non occorrono particolari capacità inventive o creative: riescono proprio tutti, basta la disponibilità a provare e a lasciarsi andare all'immaginario. Non può certo succedere nulla di male a lasciarsi andare per mezz'ora alla fantasia e se ne può uscire in qualunque momento.

Inizio

Dopo esservi messi comodi e rilassati a occhi chiusi per qualche minuto iniziate con: "C'era una volta...".

La modalità del "c'era una volta" crea un certo distacco, linguisticamente temporale, ma che in pratica aiuta a uscire dal campo del reale e a entrare in quello della fantasia: usiamo il "c'era una volta" perché nella nostra cultura tutte le fiabe iniziano in questo modo.

Il punto non è che così facendo ci si sta riferendo a qualche esperienza passata, altrimenti ciò che ne scaturirebbe sarebbe solo un racconto, un resoconto di memorie che non servirebbe allo scopo che stiamo considerando. Il punto è che il "c'era una volta" dà un immediato stimolo linguistico a inserirsi nel mondo dell'immaginario e facilita un certo distacco dal presente reale.

Il "distacco" serve per uscire dai pensieri comuni e dai problemi che assillano mentalmente e per mettere in moto la funzione creativa.

Sviluppo

Poi... aspettate. *Aspettate* che un'immagine affiori spontaneamente alla mente e seguitela: dove va va... Non cercate di dirigere il racconto o di scegliere un'immagine piuttosto che un'altra: la prima immagine che affiora va bene e le altre seguiranno da sole e ci si ritrova a narrare.

Credo che l'importante in questo passaggio sia il *non giudicare,* il non incominciare subito a scartare o a scegliere le immagini che affiorano. Il vero valore del metodo della fiabazione consiste proprio nel permettere l'affiorare alla coscienza di immagini che si formano a livelli più profondi e che seguono una dinamica non gestita dal pensiero cosciente.

Cercando di dirigere volontariamente il flusso delle immagini si finisce per trasformare la fiabazione in una specie di "performance", di esibizione di abilità: "Che bella fiaba ho raccontato, come ho fatto presto e come è finita bene". Questa è una perdita di tempo: se l'intenzione è quella di dimostrare qualcosa tanto vale farlo nella realtà, il che è certo più diretto ed efficace. Se invece ci si lascia andare alla narrazione, la fiaba prende da sola una sua direzione e non richiede alcuno sforzo, anzi, diventa piacevole seguire il racconto e vedere che cosa succede, come se si fosse solo uno spettatore di se stessi.

Non ho mai visto nessuno non riuscire a inventare una fiaba, neanche quelli che sostenevano più tenacemente di non avere fantasia. Il punto è solo *lasciarsi andare, non porsi obiettivi,* e non farne una sfida o una specie di test.

Quindi non proponetevi di inventare per forza una fiaba che finisca bene o che lo faccia in fretta, o che abbia questa o quella caratteristica, altrimenti cadete nella trappola della performance di cui parlavo prima e diventa uno sforzo inutile e superfluo, magari persino frustrante. Ci mancherebbe altro! Inventare fiabe dev'essere un piacere.

Quando la fiaba è finita

Se la fiaba che avete inventato si è conclusa e ha seguito i tre momenti che ho descritto: di inizio, di crisi e di soluzione, *basta così.*

Occorrerà forse qualche minuto per rientrare nel mondo comune: riaprite gli occhi, alzatevi, sgranchitevi, prendete il vostro tempo.

Consiglio, se possibile, di scrivere subito la fiaba, anche solo per sommi capi su un foglio e di metterlo via, senza pensarci oltre per il momento. *Le intuizioni verranno nei giorni seguenti e verranno da sole.*

Il fatto di scrivere subito le fiabe inventate e di conservarle è utile perché può interessarvi rileggerle a distanza di tempo. Infatti a volte rileggendole anni dopo si possono notare dei particolari significativi, che al momento non si potevano cogliere, e si scopre che erano già prefigurati sviluppi e soluzioni, che allora non ci si poteva aspettare. Sia chiaro: le fiabe non sono delle profezie e inventare una fiaba bella o brutta non è una profezia che si autoavvera, non siamo nel campo delle superstizioni. Sto solo dicendo che a distanza di parecchio tempo ci si accorge che alcuni elementi, che allora avremmo riferito a un certo tema, invece riguardavano un altro e che certi sviluppi ancora in nuce erano già abbozzati. Così la fiaba diviene più comprensibile alla luce degli eventi successivi e acquista una nuova profondità, e questo è molto affascinante e interessante.

Se la fiaba si arresta prima del lieto fine

Niente di male. Magari si è fermata solo perché siete stati interrotti o siete usciti dai tempi che avevate previsto: troverete un'altra occasione per portarla avanti.

Forse invece la fiaba si è fermata nel punto critico perché proprio non vedevate un lieto fine emotivamente credibile. Non cercate di forzare le cose in alcun modo perché non servirebbe: un lieto fine artificioso è semplicemente artificioso, ovvero inutile agli scopi più profondi del metodo della fiabazione. Per il momento lasciate stare la fiaba così com'è: ha già fatto il suo lavoro.

In seguito potrete:

– riprenderla a distanza di tempo e vedere se prosegue spontaneamente;

– riprenderla a distanza di tempo da dove l'avete lasciata e provare a fare intervenire un nuovo personaggio: "sentite" se vi sembra credibile e vedete se produce qualche cambiamento;

– se l'impasse permane, potete provare a inventare "all'indietro" la storia dei vari personaggi che erano presenti quando la fiaba si è fermata in un momento drammatico. Questo molte volte aiuta. Conoscendo, sempre a livello immaginario, la storia precedente dei vari personaggi, spesso ne emergono più chiaramente le motivazioni e si produce spontaneamente uno sblocco del racconto;

– potete non fare assolutamente niente. Era solo una fiaba: la vita reale procede comunque, cambia comunque e non c'è proprio nulla che resti fermo e immutato nel tempo.

I diversi usi della fiabazione

Il metodo della fiabazione su di sé può essere utilizzato per diverse finalità.

Uso generale

Inventare una fiaba può essere utile a tutti per sviluppare la creatività e per approfondire l'autoconoscenza, serve per mantenersi più in contatto con se stessi, per mettere a fuoco i propri bisogni, i desideri e le potenzialità. Si può per esempio *inventare una fiaba ogni tanto*, senza uno scopo preciso e questo è il metodo migliore. La fiabazione è uno dei tanti modi per esprimere se stessi e per mantenere vive le proprie parti più creative: può scaturirne una poesia, una musica, un disegno.

Uso specifico

Altre volte si vuole *usare la fiaba per facilitare la soluzione di un problema specifico*. In questo libro ho parlato solo della sua applicazione ai disturbi organici ed è un campo interessantissimo ma, come ho detto nell'introduzione, ho applicato il metodo anche ad altri campi: a problemi non strettamente organici, ma emotivi, relazionali, pratici e al "problem solving" aziendale. E funziona.

Al lettore che vuole provare il metodo su di sé, applicando la tecnica della fiabazione alla soluzione di un problema specifico, consiglierei alcuni accorgimenti.

1. *Se avete una patologia seria non limitatevi a inventare una fiaba aspettandovi che si risolva*. Consultate un medico, uno specialista, un professionista nel campo in cui il disturbo si manifesta. La fiaba può essere uno strumento che anche lui usa nell'insieme della terapia, o potete usarla voi come strumento aggiuntivo per stimolare i processi di autoguarigione, ma non è certo un metodo "sostitutivo" di un trattamento adeguato al caso specifico. Non prendete la fiaba come una bacchetta magica. Le fiabe parlano di bacchette magiche e alludono simbolicamente a dei processi di guarigione che hanno sempre del magico perché magica è la potenza e la meraviglia della natura in noi. Le fiabe possono attivare questi processi di guarigione, sollecitarli, aiutarli, ma non va scambiato il mezzo con il fine: la fiabazione è un metodo per trovare soluzioni e non una soluzione in sé.

2. *Se si tratta di piccoli disturbi*, di malesseri lievi, di disagi fisici aspecifici, vale la pena provare subito a inventare una fiaba. Il momento in cui un disturbo inizia a manifestarsi è il momento in cui anche solo il dargli un modo

più articolato di esprimersi può essere di grande aiuto a comprendere il senso dello squilibrio e a correggerlo.

3. *Altre volte il problema non è fisico*, e neppure psichico in senso stretto: è relazionale, lavorativo, economico, emotivo. In tal caso accenno qui di seguito a una sequenza applicativa, che nella mia esperienza ha dimostrato una notevole efficacia.

Come applicare la fiaba alla soluzione di un problema

– Prima di tutto osservate il problema: guardate di che cosa si tratta, approcciatelo da diverse angolature, vedete quali sono le alternative possibili. La maggior parte di quelli che inizialmente ci si presentano come dei "problemi" in realtà sono delle occasioni per esplorare punti di vista diversi, da cui scaturiranno un apprendimento e una crescita personale. In questo senso i problemi sono dei "percorsi di comprensione", sono il modo stesso con cui sperimentiamo il mondo e incominciamo a conoscerlo e ad agire: esploriamo, ci imbattiamo in difficoltà, le superiamo, impariamo e accumuliamo esperienze sempre da aggiornare.

– C'è una tecnica di approccio ai problemi ben conosciuta: occorre inquadrare il problema, definirlo, vedere le alternative possibili, valutare i pro e i contro delle diverse soluzioni e scegliere. Se ci sono soluzioni non è più un problema, è diventato un passo avanti in un percorso di apprendimento, se non ci sono soluzioni non è un problema lo stesso: si può solo rendersi conto che le cose al momento stanno come stanno e migliori sviluppi scaturiranno proprio da questa presa di coscienza.

– Una volta fatto questo, se persiste ancora la sensazione che ci sia un "problema" da qualche parte, significa che qualcosa non va nel metodo di approccio. In tal caso vale la pena tentare "la via della fiaba", per facilitare quel salto di prospettiva che manca.

In pratica

– *Definite bene il problema* con i normali o gli specifici strumenti di approccio.

– *Staccatevene*: prendetevi un tempo "solo" per inventare una fiaba. Sedetevi, mettetevi comodi, chiudete gli occhi, fate schermo bianco mentalmente, allontanatevi da ogni precedente riflessione sul tema e lasciatevi andare alla fantasia: "C'era una volta...".

– *Lasciate fluire le immagini*. Meno la fiaba contiene elementi reali, che fanno diretto riferimento al problema in questione e meglio è. Altrimenti la fiaba diventa un'ulteriore variante, neanche tanto mascherata, delle elucubrazioni precedenti. Ciò che è veramente efficace è il cambiare modalità di elaborazione, altrimenti tanto valeva continuare a pensare secondo gli schemi precedenti. Se vi permettete di inventare una fiaba, così come viene viene, che arrivi pure fino a dove arriva, avete già compiuto il passo che funziona. Poi...

– *Poi lasciate la fiaba com'è*. Che la fiaba sia giunta o meno al lieto fine, non cercate di tradurla subito in soluzioni operative. Contate sull'effetto intuizione che si manifesterà nei giorni seguenti.

Da quanto detto risulta chiaro che non si può usare il metodo della fiabazione applicato a dei problemi specifici come se fosse uno strumento di "pronto intervento", che deve avere un effetto predefinito entro un tempo altrettanto predefinito. Inventare una fiaba non è come chiamare l'idraulico, né come prendere un analgesico. Il metodo della fiabazione necessita dei suoi tempi per produrre effetti, che sono poi esattamente i tempi naturali di elaborazione di cui avete bisogno. Non sono tempi "a comando" e soprattutto non sono a comando della vostra o altrui volontà: sono i tempi di un percorso creativo e sostanzialmente di una crescita interiore. La fiaba è una piccola o grande opera d'arte, non è una pura esecuzione manuale, o in questo caso verbale. I pappagalli non inventano fiabe...

Capitolo 15

Conclusioni

C'è un "luogo" nel profondo di noi stessi dove passato, presente e futuro si mescolano. Nel *qui e ora* in cui tutto ci accade sono incluse le tracce del nostro passato e i semi di un futuro che non si è ancora manifestato. Così nell'"adesso" di quando un soggetto inventa una fiaba e nella fiaba stessa che in quel momento inventa, ci sono le tracce di quel che gli è accaduto prima, il riflesso di quanto gli sta accadendo al momento e il potenziale di sviluppi futuri.

Non è sempre molto facile individuare in una fiaba che cosa riguardi il passato, il presente o il futuro, se non a volte per alcuni elementi molto evidenti. Negli esempi di casi clinici che ho riportato, ho segnalato ciò che io, in qualità di osservatore esterno, riuscivo a collegare: le similitudini che vedevo tra la fiaba che mi veniva raccontata e quello che sapevo della storia passata del narratore e della sua malattia in corso. Si trattava per me di similitudini che saltavano all'occhio, di collegamenti evidenti.

Ritengo però che in ogni fiaba esista un nucleo infinitamente più profondo, a cui non si può arrivare con semplici "spiegazioni" e in questo senso ritengo quelle fiabe sacre: un mistero, una meraviglia. Le fiabe che ho riportato si prestano a tante letture quanti sono coloro che le leggono, letture più o meno approfondite o specializzate, che colgono certi aspetti piuttosto che altri. Io mi trovavo a raccogliere quelle fiabe come terapeuta psicosomatista, a cui era richiesto di essere d'aiuto rispetto a una una malattia fisica, malattia che stavo cercando di leggere in un contesto anche emotivo, mentale e relazionale. Per questa ragione ho portato l'attenzione soprattutto sui collegamenti tra la fiaba inventata, la malattia e la storia del paziente. Ci sono però sicuramente mille altre letture di quelle stesse fiabe. Ho cercato dei modi per facilitare il fatto che il racconto immaginario raggiungesse un lieto fine, perché a me si chiedeva un aiuto per facilitare un "lieto fine della malattia".

La malattia era il presente in cui il paziente si trovava, lo stesso presente in cui il racconto della sua fiaba si arrestava in un punto critico. In questo senso ho sempre considerato la fiaba che un soggetto produce in un dato momento come la rappresentazione di un *processo in corso*, di un processo inteso come un "procedere", un movimento, un'evoluzione spontanea, guidata dalle forze della vita stessa: la vita umana include anche la malattia. Personalmente mi piace credere che tutta la nostra vita o le molte vite, come le si voglia chiamare, siano una fiaba a lieto fine per noi tutti. E penso che tutti siamo degli eroi protagonisti, nel nostro piccolo, di un processo di evoluzione ben più vasto che ci accomuna.

Molto spesso non riusciamo a capire il senso del *quadro generale* o del percorso, e tanto meno la positività o la necessità dei singoli passaggi, specialmente quando non si presentano affatto come piacevoli al momento, anzi a volte come molto dolorosi, o quando sfuggono a dei nessi visibili di causa-effetto o di bene e male. Questo ci fa sentire tutti impotenti e in balìa di eventi incontrollabili e di forze indefinite che non si presentano poi sempre così benigne.

È la storia reale della condizione in cui ci siamo trovati tutti da bambini a livello personale ed è la nostra storia comune come umanità, quella dell'essere umano che si sente nudo e vulnerabile, in balìa di forze misteriose e potenti che da sempre ha cercato di controllare in tutti i modi: dall'ingraziarsi gli dei con i riti primitivi alla nascita delle religioni e allo sviluppo della scienza e della tecnica, dallo studio delle leggi della natura per poterla prevedere fino al cercare di dominarla. Non è una storia molto nuova.

Anche psicologicamente il succedersi degli eventi personali non trova una poi così precisa consequenzialità nell'orizzonte di quel tempo ristretto e limitato di osservazione che è una vita umana. Anche quando si trovano delle spiegazioni di causa-effetto, di consequenzialità, si finisce per dover spostare all'indietro la sequela delle cause: dall'oggi all'ieri, alla famiglia, alla nascita, al corredo genetico... Rimane sempre aperto il problema delle cause iniziali o dei "perché": perché quel soggetto doveva proprio nascere in quella famiglia, in quell'ambiente, in quella situazione economica e con tutte quelle condizioni di partenza che ne possono poi spiegare gli sviluppi successivi?

Non pretendo di capire io il quadro generale dell'universo, come non pretendo affatto di capire del tutto le fiabe dei miei pazienti. In quelle fiabe io posso come terapeuta vedere dei nessi, nessi che compaiono più chiari a me che a loro, anche perché io li osservo da fuori. Chi è fuori ha il "distacco" sufficiente per vedere. I miei pazienti non vedevano subito i nessi tra le loro fiabe e le loro vite, come sul momento non li vedevo io nelle mie.

Buona parte dei *cammini di autocoscienza* prevedono da sempre un "conosci te stesso" che è poi un osservare se stessi, divenendo il testimone non giudicante dei propri pensieri, emozioni e sensazioni. Sembra proprio che un minimo di "distanza", di distacco, sia necessario per la visione corporea come per quella interiore: da troppo vicino non vediamo a fuoco con gli occhi del corpo, così quando siamo completamente identificati con i nostri schemi di pensiero non li possiamo osservare con gli occhi della mente e quando siamo travolti dall'uragano non abbiamo modo di considerarlo da scienziati.

La vita scorre nell'adesso, il pensarla con la mente avviene sempre "dopo" nel ricordo o "prima" nella previsione, "durante" si può solo esserne più o meno *consapevoli*, il che non è esattamente un pensare. Forse proprio perché il pensare è diverso dal vivere: con il pensiero razionale possiamo formulare degli "ergo sum", ma non possiamo coordinare le nostre funzioni organiche neanche quel tanto che serve a rimanere vivi e pensanti per un altro mezzo secondo.

La *vita* succede lì per lì, è proprio questo che la rende viva, fresca, misteriosa, inaspettata, stupefacente, magica e sempre da scoprire. Inventare una fiaba non sarà un "vivere", ma certo ci va più vicino del "pensare": mentre stiamo inventando una fiaba siamo completamente immersi in un processo creativo e lo lasciamo scorrere spontaneamente. Per questo inventare una fiaba fa bene: è un lasciarsi andare al fiume della vita e fidarsi del suo fluire.

Bibliografia

Abraham, Karl, *Psicoanalisi del mito*, Newton Compton, Roma 1981.
Bachelard, Gaston, *Il nuovo spirito scientifico*, Laterza, Bari 1978.
– *Psicanalisi dell'aria*, Red Edizioni, Como 1988.
– *Psicanalisi delle acque*, Red Edizioni, Como 1987.
– *L'intuizione dell'istante – La psicoanalisi del fuoco*, Dedalo, Bari 1973.
– *L'eau et les rêves*, Corti, Paris 1942.
– *L'air et les rêves*, Corti, Paris 1943.
– *La poetica dello spazio*, Laterza, Bari 1975.
Benoist, Luc, *Segni, simboli, miti*, Garzanti, Milano 1976.
Bettelheim, Bruno, *Il mondo incantato. Uso, importanza e significati psicoanalitici della fiaba*, Feltrinelli, Milano 1984.
Boss, Medard, *Introduction à la medicine psychosomatique*, PUF, Paris 1959.
Burckhardt, Titus, *Alchimia, significato e visione del mondo*, Guanda, Milano 1981.
Cassirer, Ernst, *Filosofia delle forme simboliche*, 4 voll., La Nuova Italia, Firenze 1966.
– *Linguaggio e mito*, il Saggiatore, Milano 1961.
Dumézil, Georges, *Mythe et épopée*, 3 voll., Gallimard, Paris 1968.
Durand, Gilbert, *Le strutture antropologiche dell'immaginario*, Dedalo, Bari 1972.
– *L'immaginazione simbolica*, Il pensiero scientifico, Roma 1977.
Durkheim, Émile, *Le forme elementari della vita religiosa*, Edizioni di Comunità, Milano 1971.
Eliade, Mircea, *Trattato di storia delle religioni*, Boringhieri, Torino 1976.

Ellenberger, Henry F., *La scoperta dell'inconscio*, Boringhieri, Torino 1976.
– *Mito e realtà*, Rusconi, Milano 1974.
Ferenczi, Sandor, *Thalassa: psicoanalisi delle origini della vita sessuale*, Astrolabio, Roma 1965.
Franz, Marie-Louise von, *Il femminile nella fiaba*, Boringhieri, Torino 1983.
– *Il mito di Jung*, Boringhieri, Torino 1982.
– *La fiaba interpretata*, Boringhieri, Torino 1980.
– *Alchimia*, Boringhieri, Torino 1984.
– *Il femminile nella fiaba*, Boringhieri, Torino 1983.
– *L'asino d'oro*, Boringhieri, Torino 1985.
Frazer, James G., *Il ramo d'oro*, Boringhieri, Torino 1972.
Freud, Sigmund, *Introduzione allo studio della psicoanalisi*, Astrolabio, Roma 1948.
– *Introduzione alla psicoanalisi*, Boringhieri, Torino 1978.
– *Totem e tabù*, Newton Compton, Milano 1974.
– *L'Io e l'Es*, Boringhieri, Torino 1963.
– *L'interpretazione dei sogni*, Boringhieri, Torino 1968.
– *Opere complete*, Boringheri, Torino 1980.
Furlani, Giuseppe, *Miti babilonesi e assiri*, Sansoni, Firenze 1958.
Granet, Marcel, *Il pensiero cinese*, Adelphi, Milano 1971.
– *La religione dei cinesi*, Adelphi, Milano 1973.
Groddeck, Georg, *Il linguaggio dell'Es*, Mondadori, Milano 1975.
– *Il libro dell'Es*, Mondadori, Milano 1977.
– *La natura guarisce, il medico cura*, Celuc Libri, Milano 1982.
– *Lo scrutatore di anime*, Adelphi, Milano 1996.
Guénon, René, *Simboli della scienza sacra*, Adelphi, Milano 1975.
Hillman, James, *Le storie che curano*, Cortina, Milano 1984.
– *Re-visione della psicologia*, Adelphi, Milano 1980.
– *Saggio su Pan*, Adelphi, Milano 1972.
– *Il suicidio dell'Anima*, Adelphi, Milano 1972.
Jacobi, Jolande, *Complesso, archetipo, simbolo nella psicologia di C.G. Jung*, Boringhieri, Torino 1971.
– *La psicologia di C.G. Jung*, Boringhieri, Torino 1973.
Jones, Ernest, *Psicoanalisi dell'incubo*, Newton Compton, Milano 1978.
Jung, Carl Gustav, *Tipi psicologici*, Boringhieri, Torino 1969.
– *La sincronicità*, Boringhieri, Torino 1980.
– *L'Io e l'inconscio*, Boringhieri, Torino 1967.
– *Realtà dell'anima*, Boringhieri, Torino 1963.
– *Psicologia e religione*, in *Opere*, vol. XI, Boringhieri, Torino 1979.

– *Psicologia e alchimia*, Astrolabio, Roma 1950.
– *Simboli della trasformazione*, Boringhieri, Torino 1970.
– *La struttura della psiche*, in *Opere*, vol. VIII, Boringhieri, Torino 1976.
– *Energetica psichica*, in *Opere*, vol. VIII, Boringhieri, Torino 1976.
– *Istinto e inconscio*, in *Opere*, vol. VIII, Boringhieri, Torino 1976.
– *Saggio di interpretazione psicologica del dogma della Trinità*, in *Opere*, vol. VIII, Boringhieri, Torino 1976.
– *Gli archetipi dell'inconscio*, in *Opere*, vol. IX, Boringhieri, Torino 1979.
– *Fenomenologia dello spirito nella fiaba*, in *Opere*, vol. IX, Boringhieri, Torino 1979.
Jung, Carl Gustav e Kerényi, Károly, *Prolegomeni allo studio scientifico della mitologia*, Boringhieri, Torino 1972.
– *Psicologia dell'archetipo del fanciullo*, in Jung, Carl Gustav, *Opere*, vol. IX, Boringhieri, Torino 1979.
– *Miti e misteri*, Boringhieri, Torino 1979.
– *Il briccone divino*, Bompiani, Milano 1979.
Jung, Carl Gustav e Mann, Thomas, *Romanzo e mitologia e felicità difficile*, il Saggiatore, Milano 1960.
Jung, Carl Gustav e Wilhelm, Richard, *Il segreto del fiore d'oro*, Boringhieri, Torino 1982.
Lévi-Strauss, Claude *et al.*, *Strutturalismo del mito e del totemismo*, Newton Compton, Milano 1975.
Lévy Bruhl, Lucien, *La mitologia primitiva*, Newton Compton, Milano 1981.
– *L'anima primitiva*, Einaudi, Torino 1948.
Mauss, Marcel, *Le origini dei poteri magici*, Newton Compton, Milano 1974.
– *Teoria generale della magia e altri saggi*, Einaudi, Torino 1965.
Mead, Margaret, *Sesso e temperamento in tre società primitive*, il Saggiatore, Milano 1967.
Merleau-Ponty, Maurice, *Fenomenologia della percezione*, il Saggiatore, Milano 1972.
Neumann, Erich, *Storia delle origini della coscienza*, Astrolabio, Roma 1978.
– *Evoluzione culturale e religione*, Armando, Roma 1974.
– *La psicologia del femminile*, Astrolabio, Roma 1975.
– *La Grande Madre*, Astrolabio, Roma 1981.
Otto, Walter Friedrich, *Gli dei della Grecia*, La Nuova Italia, Firenze 1941.

Propp, Vladimir Jakolevič, *Le radici storiche dei racconti di fate*, Boringhieri, Torino 1985.
– *Morfologia della fiaba*, Newton Compton, Milano 1985.
Rohde, Erwin, *Psyche*, Laterza, Bari 1916.
Schwaller de Luricz, *Le temple dans l'homme*, Drvy Livre, 1979.
Testi religiosi egizi, UTET, Torino 1970.
Watzlawick, Paul, Weakland, John H. e Fisch, Richard, *Change*, Astrolabio, Roma 1974.
Weizsacker, Viktor von, *Natur und Geist. Erinnerungen eines Arztes*, Vandenhoeck&Ruprecht, Göttingen 1959.

Indice

Made in United States
Troutdale, OR
11/03/2026

56844882R00104